「うまい!」の科学
データでわかるおいしさの真実

高橋貴洋

イースト新書Q

Q066

はじめに

人は、生まれてから亡くなるまで、毎日食べ物を口にします。

一生にどのくらい食べることになるのでしょうか。人生100歳まで生きる可能性のある現代、1日3回、間食2回としたら1日5回×365日×100年で、実に約18万回以上もの食事をするのです。朝食一つにしてもご飯だけを食べることはないでしょうから、おみそ汁や漬物……もっといえば、それらに使用される調味料等も細分化しカウントしていくと膨大な種類と量の食べ物を口にする機会に恵まれているのです。

食には名言もたくさん残されています。

フランスの美食家ブリア・サヴァランは、「そのほうが食べているものを挙げてみなさい、その〝ひととなり〟を当ててみましょう」という格言を残しました。「毎日の食生活が自分の容姿・所作をしめすがごとく反映する」という食の大切さを改めて認識するきっかけを教えてくれる言葉です。

某少年マンガでは、

「おまえは今まで食ったパンの枚数をおぼえているのか？」

というセリフ（意味合いは多少違いますが……）があります。

あなたは昨日の夕飯を覚えていますか？　それでは一昨日の夕飯は？　数えきれないほど、いいえ、数えることをしないほど、食事は私たちが当たり前に行う日常の所作です。


そんな「食」は、しばしば「どれが一番おいしいのか論争」に発展します。争いが絶えない（？）きのこの山とたけのこの里、サッポロ一番の塩味とみそ味、などなど。おいしさは好みや主観で語られるため、決着はつきにくく、結局は多数決に持ち込まれ、悔しい思いをした、なんて経験をした方もいるかもしれません。

もし、この主観的な「味」を数値化して、客観的に見ることができたら……。その「もし」をかなえるのが、この本です。

申し遅れました、私は「味香り戦略研究所」の髙橋貴洋です。

味香り戦略研究所は、九州大学の都甲教授が開発した世界初の味覚センサー（インテリジェントセンサーテクノロジー社製）を用いて、味を数値として見える化し、商品開発や改良の提案をしている企業です。さらに味以外にも、においや食感などを測定することで、よりヒトが感じるおいしさを追求し、データベース化を行っています。昔の音楽が楽譜によって後世に伝えられていくように、味を数値化した「食譜」を作ることができれば、おふくろの味や地域の食文化がいつでも再現可能になるのです。

もし、味が数値となって見えてしまったら、明確に勝敗がついてしまうのでは？　と、「断固として○○派」の人や、それこそ製品をつくっているメーカーさんはやきもきしているかもしれません。しかし、安心してください。味に勝ち負けはありません。

あなたの歴史ともいえる「自身の嗜好性《しこうせい》」が、自分にとっての好きな味を決めます。つまり答えはありません。自分自身の嗜好性は、ときに、育ててくれた両親や親密な方にも、わからない、とても個人的なものなのです。その個人的な嗜好性をまずは探ります。そのうえで、論争の的となっている食品のデータを読み解きましょう。この本が、「なぜ自分はその〝味〟が好きなのか」を紐解くヒントになってくれるのではないかと思います。

「うまい！」の科学　データでわかるおいしさの真実　●目次

第一部

「おいしい」とはそもそもなんなのか

あなたの好きな味のタイプはどれ？

なぜ自分はこの味をおいしいと思うのか。その傾向を知る手助けとなるのが、簡単な質問でわかる「嗜好性《しこうせい》」です。嗜好性をおおまかに6つの味タイプに分けて、自分がどの味を嗜好しているのかを明らかにします。早速ですが、左のページの選択チャートをやってみてください。

味タイプは、「甘甘タイプ」「甘旨タイプ」「甘じょっぱタイプ」「苦旨タイプ」「塩酸っぱタイプ」「苦酸っぱタイプ」の6つです。

ご自身のタイプがわかった方で、すぐにでも食論争を読み解きたい方は、第二部へ進んでみてください。味を感じるしくみについてもっと詳しく知りたい方は、この後もお読みになってから、第二部へ進まれると良いでしょう。

自分のタイプがわかれば、きのこたけのこ、牛丼、ビールなど、競合商品がいくつかある食品で自分がどれを選びがちなのか、はたまた、自分に一番合っているのはどれなのか、を導くことができます。

味タイプ分けチャート

あなたの味の好み（嗜好性）がわかります。スタートから設問に答えて、矢印を進みましょう。　Aは→、Bは⇢の矢印にしたがって進みます。

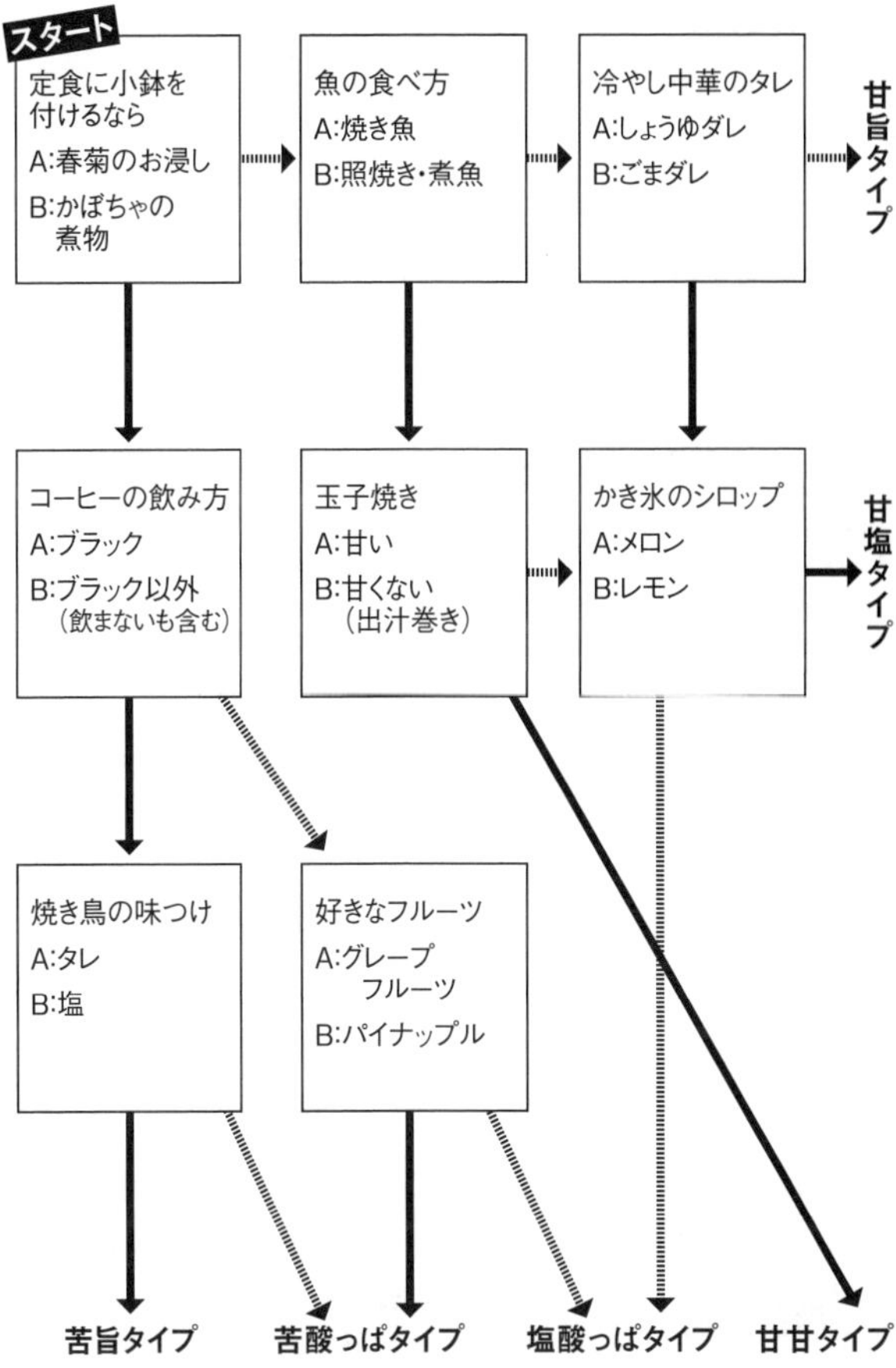

次のページで詳しく見ていきます。

各味タイプの特徴

甘塩タイプ

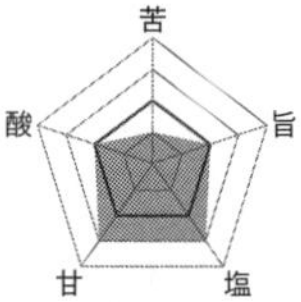

子どもが好みそうな、
わかりやすくて
スタンダードな味が好き。

甘甘タイプ

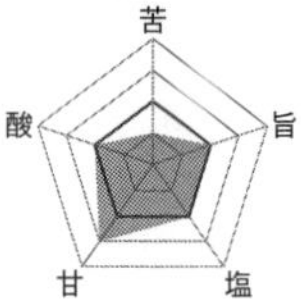

おいしさの基準が甘み。
とにかく甘〜いものが好き。

甘旨タイプ

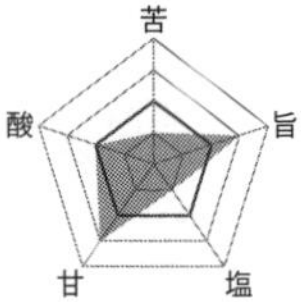

刺激的な味よりも、
甘辛いタレが好き。

苦旨タイプ

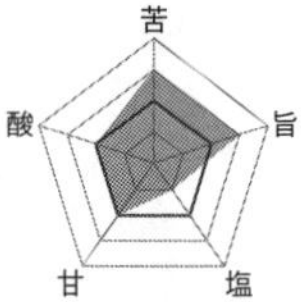

コクのある、
深みのある味が好き。

苦酸っぱタイプ

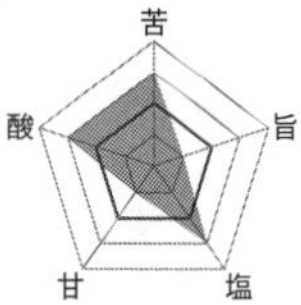

酒の肴《さかな》になりそうな、
エッジの利いた味が好き。

塩酸っぱタイプ

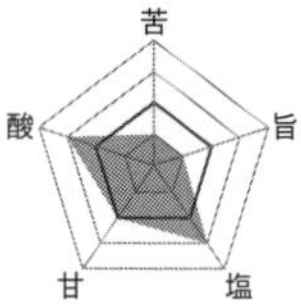

はっきりとした
刺激的な味が好き。

もし「ビールの味のタイプ」がわかれば、どの商品を選べばいいか迷ったときに、自分の味タイプと照らし合わせて選ぶことができ、悩むことはありません。もちろんそのときの気分や合わせる料理でもチョイスは変わりますから、自分の味タイプを見直して最適なものを買えば、よりよい選択ができるかもしれません。

嗜好性は、アマゾンや楽天市場などの通販サイトで使用されている「商品リコメンド」機能と似て非なるものです。WEBサイトの検索や閲覧、他人の購買で「あなたの嗜好性」はわからないのですから。

毎日の食事は、ゲームのレベル上げと同じ

味覚は、いろいろなものを食べることによって、少しずつ養われていく感覚です。人生で18万回も食事をとるということは、味覚のレベルを上げるチャンスが18万回あるということでもあります。

興味を持って食事をすれば、それが経験となり、味覚がレベルアップします。しかし、強制されたり苦手意識を持ってしまったりすると、全く定着せず、無下にその機会を捨て続けることになります。語学の習得と同じなのです。

近年では、健康を守るという目的から、味覚をレベルアップさせ、食事に興味を持つためのプログラム「食育」も生まれてきています。

好き嫌いは食の経験によって決まります。

胎児は、胎内にいるとき、母親の食べた食品の風味（味とにおいが相互作用して生み出す感覚）を、羊水を介して感じ、母親の食べる「体に安全な食事」を学習します。まさに食育の始まりです。

また、子どもが胎内にいたときに食べたものと同じ風味のする食事をした母親が、母乳を与えることで、赤ん坊の授乳量がアップするといわれています。つまり、食欲が増しているということです。

もし、あなたの母親が「たけのこの里」を食べ続けていたら、あなたはその派閥かもしれません（笑）。

「食べる」という身近で単純ながら毎日することが、あなたの血となり肉となり、そして、「あなたの嗜好性」をつくりあげるのです。

「科学分析データ」は本当においしい？

もう一つ「なぜ自分はその〝味〟が好きなのか」を紐解《ひもと》くヒントとなるのが「科学分析データ」です。食べ物を科学的に分析するとさまざまなデータが出てきます。食べ物の味やにおい、食感が数値化されれば、優劣は簡単につけられそうです。

しかしながら、果物の甘味が強いから――こっちのラーメンスープのアミノ酸が多いから――「おいしい」かといわれると、実はそうではありません。

「おいしさ」とは、必ずしも、数値が高ければ良いというわけではないのです。甘味が強ければ強いほどおいしいのであれば砂糖を、うま味が足りなければうま味調味料を、際限なく加えたからといって、おいしいとは限りませんね。つまり、限度や味のバランスが重要なのです。

限度や味のバランスは何が決めるのか？　それはやはり「あなたの嗜好性」なのです。科学分析データは「おいしい」とはいってはくれないのです。

「おいしさ」ってなんだっけ？

おいしさとは……。この本を執筆している私も知りたいです（笑）。決して冗談ではなく、

「おいしさ」の構成要素

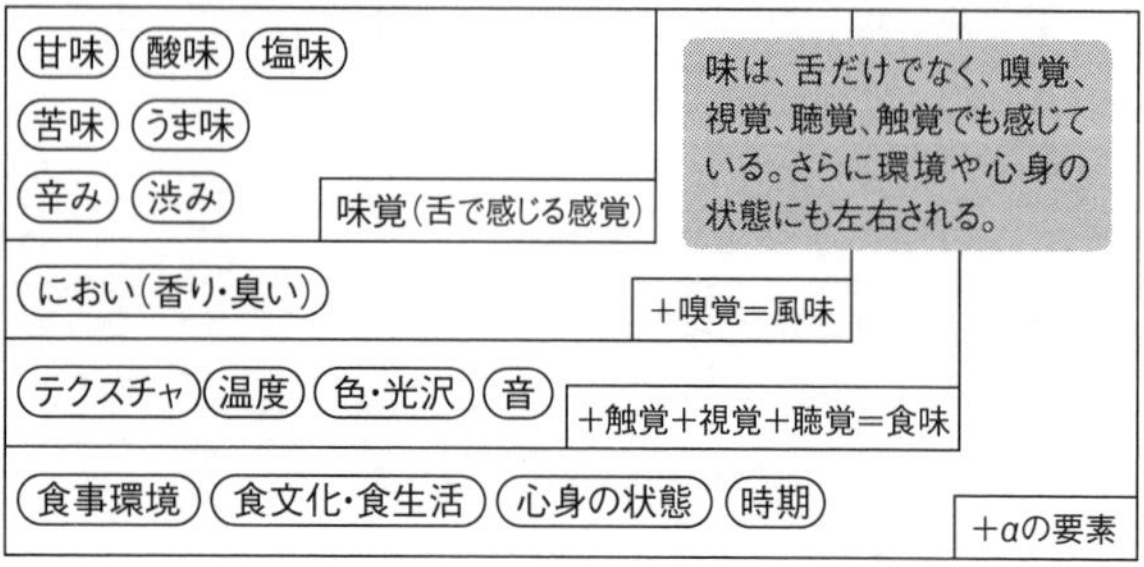

おいしさを追求するために、我々食品業界に携わる人々は、日夜研究を重ねています。

では、おいしさは何で構成されているのか。おいしさの要素を段階的に分けて考えた図を見てみましょう。

簡単にいえば、味覚をはじめとした5感覚（味覚、嗅覚、触覚、視覚、聴覚）に加えて、そのときどきの心と体の状態やその地域での食文化が相まって、「おいしさ」は成り立っているのです。

さまざまな要因で成り立つとはいえ、おいしさには骨子となる3大要素があります。「味覚」「嗅覚」「触覚（食感）」です。簡単にご紹介します。

まず、3大要素のうちの一つ、味覚について解説しましょう。

味覚で感じとれる味には、酸味、塩味、苦味、甘味、うま味の5つがあります。唾液に溶け込んだ化合物を、舌にある味蕾《みらい》という組織の中にある味細胞で受け取ります。そのときに受け取る感覚のことです。昨今では、第6番目の味として「脂質味」の存在を指摘する研究もあります。味覚という感覚の謎は今でも探求が続いているのです。

口内で複数の味を感じると相互作用が起き、おいしさをさらに補強します。たとえば、スイカに塩をかけると甘味が際立ったり（少量の塩味による甘味の増強・対比効果）、昆布（グルタミン酸）とカツオ節（イノシン酸）の合わせ出汁でうま味の相乗効果が出たりすることは有名ですね。

なお、口内で感じる感覚として「辛み」「渋み」もありますが、学術的には、これらは味覚とされていません。辛みは温度感覚や痛覚、渋みは触覚（味覚の苦味受容体も刺激はするものの）に分類されます。しかしながら、麻婆豆腐《マーボーどうふ》の辛みやワインの渋みを評価するには欠かせない感覚ですので、食品開発の現場では、広義での味として扱われることもあります。

次に嗅覚です。

嗅覚で感じるにおいには、主に鼻先から吸い込むものと、口内に食品が入ったときに鼻から香気成分が抜けるものがあります。前者を鼻先香、後者を口中香といいます。

鼻先香は、特にその状況を察知することに使われます。煙のにおいがしたときに、香ばしい（安全）と感じたり、火事である（危険）と判断したりします。

独特のきついにおいに対して、危険を感じないこともあります。ウナギの焼けるにおい、マクドナルドのポテトの脂っこいにおい、スターバックスのエスプレッソの強いにおいを嗅いで、異臭とは感じず、むしろ食欲が刺激されることがあるかと思います。これは、嗅いだときにその味を「おいしい」と学習したからです。良い印象がつくと、においと記憶が結びつき、また食べたくなってしまいます。これはにおいのマーケティングでよく使われる方法です。

口中香は、食べ物のおいしさを決めるウエイトが非常に大きいといわれています。納豆やチーズ、くさやなどが食べられるのは、口内から抜けるにおいの成分が咀嚼《そしゃく》によって変わるからなのです。食塊の変化や唾液、体温などで香気成分の濃度が変化し、「おいしい」

と感じるというわけです。

ちなみに「良い」快いにおいは「香り」、逆に「クサイ」不快なにおいは「臭い」と表記します。「匂い」という表記は快・不快の両方を意味したり、やや良い意味のときに使われたりします。

最後に触覚です。触覚の主なものとしては、「皮膚感覚」「温度感覚」「口内感覚」「痛覚」などが挙げられます。「食感」と表現されるものは、触覚で受け取っている感覚です。

触覚は、味の薄い主食である米の硬さや粘り、めん類のコシやのどごしなどに影響します。チョコレートの口溶けや、せんべいのガリガリッとした食感を感じるのも触覚です。口内は非常に繊細で、前歯で０・０２㎜の厚さの違い、舌上で０・５㎜ほどの食塊を認識することができます。ときには髪の毛１本すら異物として認知するのですから食感をないがしろにすることはできません。

なお、最近では、聴覚もおいしさに大きく寄与していることが指摘されています。イグノーベル賞を受賞した有名な実験で、「ソニックチップ」という研究があります。しけったポテトチップスを食べるときに、バリバリという音を聞くと、バリバリとした食感に感じてしまうのです。身近なところでは、食べ物を食べるときの音などを収録した動画（ＡＳＭＲ動画）が流行を見せていますね。

機械なんていらない？　おいしさを解き明かす科学分析機器のジレンマ

ここまでに紹介した「おいしさの構成要素」を科学分析するには、さまざまな機器が必要です。

「味」であればｐＨメーター（酸味）、酸度計（酸味）、糖度計（甘味）、塩分分析計（塩味）、高速液体クロマトグラフィー（味各種）、味覚センサー（味各種）など、さまざまな科学分析機器が登場します。人間はたった一人身一つで食べて味を感じるだけなのに、味の種類それぞれを分析するためには、数万〜数千万円する機械を使用し、しかも、それぞれには専門の研究者が必要になります。

さらに、人間は「五感」に＋αの要素を複雑に絡め合わせて「おいしい」と判断します。楽しいときと場合によっては心身の状態だけでもおいしさはねじ曲げられてしまいます。楽しいときは焦げたトーストでもおいしいし、悲しいときはどんなに高級なレストランにいても味がしないものです。

人間は、これらの「おいしさの構成要素」をまるっと感じて頭の中で答えを出してしまうのです。この感覚の現象は、「感覚間相互作用（クロスモーダル）」とよばれています。

科学分析の機器だけでおいしさを語ろうとすると、膨大なデータ量が必要となり、それらを処理して解釈するのも困難です。逆にいえば、そのような「煩雑な感覚を見出す主要因」をいくらか取り出して数値化し、見える化することで、簡単に解釈・比較できるのが科学分析の功績です。しかしそれが「個人の嗜好」まで到達できる時代は果たして来るのでしょうか？　ここに、科学機器を使用することのジレンマがあります。

人間をセンサーのように使う職人芸のジレンマ

「やっぱり食べて評価するほうがさっさと答えが出て良いんじゃないの？」と思った方。それも正解の一つです。

我々の感覚を武器に生み出されたのが「ヒト官能評価」という評価方法です。

ヒト官能評価をするためには人選が大事になってきます。人には、「個人の嗜好性」が既に備わっていて、個々に感覚が異なります。官能評価員は、それらにとらわれずに客観的に味を感じ取れるよう、時間をかけて訓練します。

官能評価員の感覚評価は、とても繊細です。五味の強弱を評価してくれ、といったら普通は「酸味・甘味・苦味・塩味・うま味」を思い浮かべて評価すると思いますが、もっと細かく評価をします。「コク」「香ばしさ」「まるみ」「濃醇《のうじゅん》」「ホクホク感」などを、感じ取る必要があります。これらの感覚は、抽象的で、人によってはあいまいです。

これらを評価をするときには、各人で感覚を確認・共有しなければなりません。一人では心もとないデータになりますから、数人〜十数人で行い、確からしいデータが得られると実験は成功になります。

まさに感覚を用いた職人芸です。この評価のことを「ヒトを分析機械のように使い数値化」させるので「分析型の官能評価」といいます。

職人たちによる味の判定を用いる一方で、何も訓練されていない（バイアスのかかっていない）一般の人々の感覚を調査することもあります。分析型の官能評価に対して「嗜好性型の官能評価」とよばれます。

なぜ職人を使わないかというと、分析型の官能評価のために訓練を受けると味を細かく分解しすぎて、消費者の多数がおいしいと感じる味とかけ離れてしまうなど、齟齬《そご》が生じることがあるからです。

また官能評価は、官能評価員の人数が集められない、同じ時間帯にそろわない、体調を崩す、年齢や性別が異なる、といった要因で、データの正確性が担保されないこともあります。最終的には職人芸を極めた一人や、全然関係ない人が味を決定してしまうなんてことが多々あるようです。

これでは、一代でその味は途絶え、後世にその味を伝えることができません。長い目で見ると食文化に影響が出ることを意味します。

多数決でつくる味

一般消費者の嗜好性タイプの官能評価を用いた嗜好性調査は、早い話が「多数決」です。

一般消費者は、甘味・うま味・塩味が強いもの、苦くないもの、酸っぱくないもの、食感がやわらかいもの、とろけるものなどが高評価になりがちです。もちろんその場限りの調査でたまたまそれらに良い結果が出たのかもしれません。正確性を担保するために、大人数を集めたり、さらに継続して食べてもらって飽きなどを検査した結果を考慮したりと

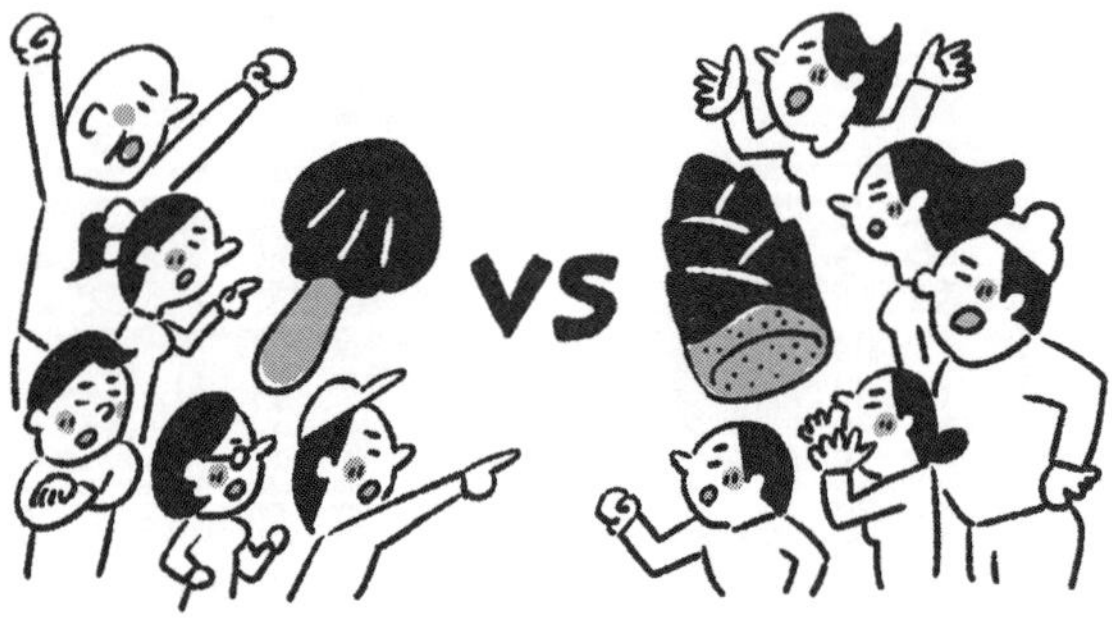

さまざまな角度で調査することもあります。

さて、多数決原理主義で製品をつくれば世の中はおいしいものだらけになるのか？　といえばやはり「個人の嗜好性」がそうはさせません。そのために「きのこたけのこ論争」が勃発《ぼっぱつ》するのですね。きのこたけのこ論争は、むしろ社内で完成した1位と2位の製品を、同じ土俵で売り出すことによって、それに合う「個人の嗜好性」を持つ人たちをあえて分断し、商品同士を競い合わせることでの相乗効果を生んでいるともいえるでしょう。

多数決原理主義でつくるおいしさには、食文化を一変させてしまう危険な一面もあります。

たとえば伝統的な料理や地域に根ざした伝統食や保存食が、現代社会では淘汰《とうた》されてきています。おせち料理に洋食が加わる、塩辛い梅干しから甘味の強い梅干しが好まれるようになる（塩分濃度が下がるため、カビや酵母が繁殖しやすくなり、保存食としての本来の役割が失われる）など、時代の流れにより食文化や味が変化してきています。

時代によって味の流行が変わるのは当たり前で、それは最適化ともとれるのですが、「おいしさ」が忘れ去られることで文化を失い兼ねないのです。

自分がそれを選ぶ理由を解き明かしましょう

ここまで長く語ってきましたが、「人ならではのジレンマ」は、人や流行に左右されない科学分析機器による数値化の重要性を物語ってもいます。

それに対し先に述べた「科学分析機器のジレンマ」は、人間の感覚を100%再現することの難しさをしめしています。

この2つのジレンマを考慮すると、人と機械をうまく組み合わせて「おいしさ」を解釈し、「個人の嗜好性」に合わせることが、おいしさの謎を紐解く重要な鍵となってきます。

繰り返しになりますが、目の前の料理を食べるにあたっては、私たちの中では本当に複雑怪奇なことが起きています。食材へのこだわり、料理をつくっている人の思い、栄養成分のバランス、ヴィーガン志向、添加物の有無、ダイエット、値段、その場での気分……そして今までの食経験を経た結果、今の一口が形成されます。

その一口には、壮大な食選択のフィルタがあります。「しょせんただの一口」で終わるか、「人生において忘れられない一口」になるか——。あなたの嗜好性にかかっています。そして、自分の嗜好性を知ることは、自分自身を知ることにつながります。

さあ、あなたはどうしてそれを選ぶのか、少しでもその謎を紐解いてみましょう。

第二部

「きのこたけのこ論争」に終止符⁉

～食論争をデータで読み解く～

「きのこたけのこ」仁義なき戦い!!

お菓子の派閥争いで最も有名といっても過言ではない、「きのこの山」と「たけのこの里」論争。その争いは80年代から始まり、今に至ります。近年では、公式でも選挙を開催、いまだに終わらない定番の食論争です。私自身は幼いころには「たけのこ」を推していましたが、今ではきのこ派です。みなさんの推しはどちらでしょうか？　昔から変わらなかったでしょうか？　それとも、大人になって推し変をしたでしょうか？

本書では、実際の各派閥の人数を把握するために、400人程度を対象とした簡易アンケートをとってみました（その他の食品についても同様です）。

今回は、「たけのこ一筋」、「きのこ一筋」、「小さいときたけのこ派→大きくなったらきのこ派」、「小さいときききのこ派→大きくなったらたけのこ派」の4パターンでアンケートをとりました。

昔からたけのこ派が44・4％、昔からきのこ派が37・5％、きのこからたけのこ派に、たけのこからきのこ派に推し変したのはそれぞれ5％程度でした。

たけのこ派がやや優勢ですが、2019年に明治が公式に行った、「きのこの山 たけのこの里 国民総選挙 2019」では、きのこの山が勝利を収めました。今後も、この論争からは目が離せませんね。

子どもは「たけのこの里」のくちどけに虜になる！

きのこたけのこ論争を科学的に語るために、生地の味や食感、チョコレートの味などのデータをとりました。

まずは、きのことたけのこの一番の違いである、生地の味を見てみましょう。塩味、甘味、まろやかさを比較しています。

たけのこのクッキー生地のほうが、塩味が弱く、甘さがさらに際立つバランスです。きのこは塩味を軸にしたしっかりした味わいです。

次はそれぞれの生地の食感について調べてみましょう。

硬さの比較図を見ると、みなさんもご存知の通りきのこのほうが圧倒的に硬いことが数値を見てもわかります。きのこはクラッカー生地、たけのこはクッキー生地でできていますから、断然たけのこのクッキー生地のほうがやわらかいことがわかります。

実は食品の世界では「やわらかいほうが人気」になります。少し噛《か》んだだけで、口の中ですぐに破砕され、味物質が唾液に溶け込み、味が広がりやすくなるからです。つまりは、クッキーの甘さおよびにおいをより強く感じるのです。これは、「絹豆腐」と「木綿豆腐」、「しっかりとした歯ごたえのプリン」と「とろけるプリン」などでも同じです。口に入れて、一気に味やにおいが口内に広がると、ヒトは虜《とりこ》になってしまうのです。食レポなどで、「口溶けの良い○○」「とろーり」「とろっと」……など、やわらかい食感を表す言葉をよく耳にするのではないでしょうか。


ガリガリとした食感も数値化することができます。

生地に機械の歯を押し込んで、力のかかり具合と壊れ具合を計測しています。実際にきのこたけのこを食べているところを想像してみてください。歯で押しつぶしたときに、生地が砕けて、ガリガリと振動します。機械では、この振動の数を数えることで、ガリガリ感を見える化することができます。

生地の味の比較

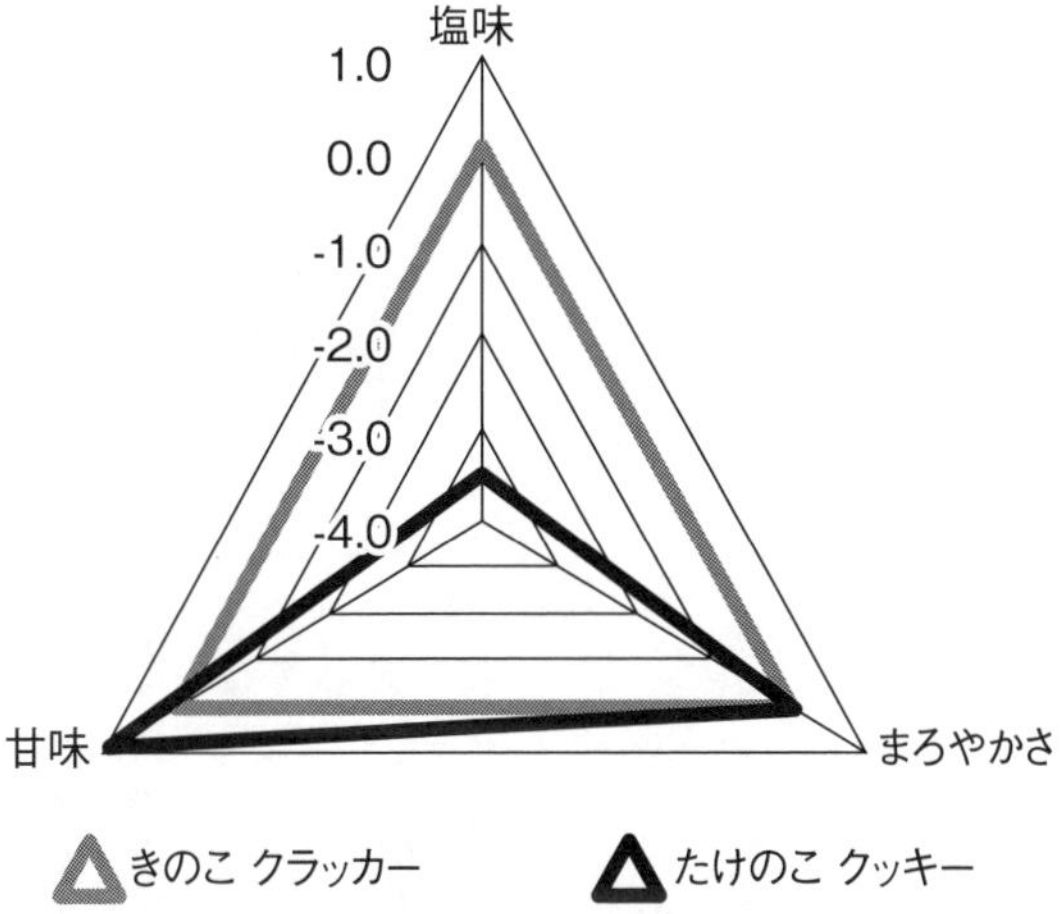

生地の硬さの比較

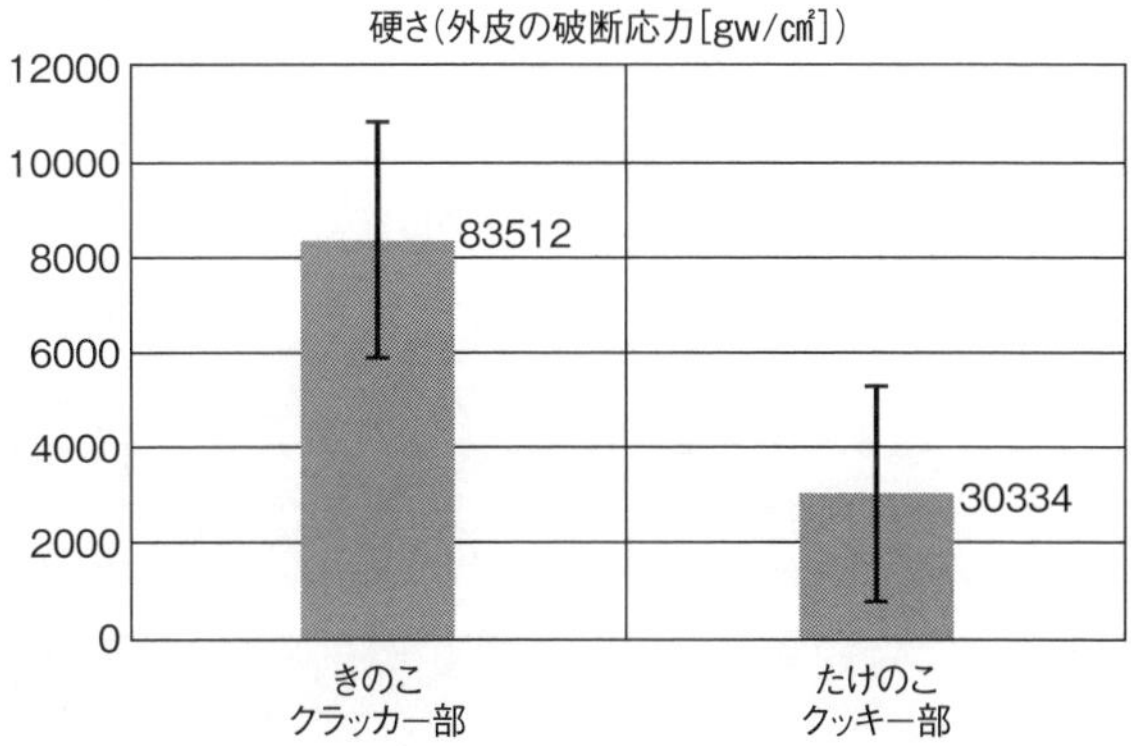

生地の細かな破壊数（ガリガリ感）の比較

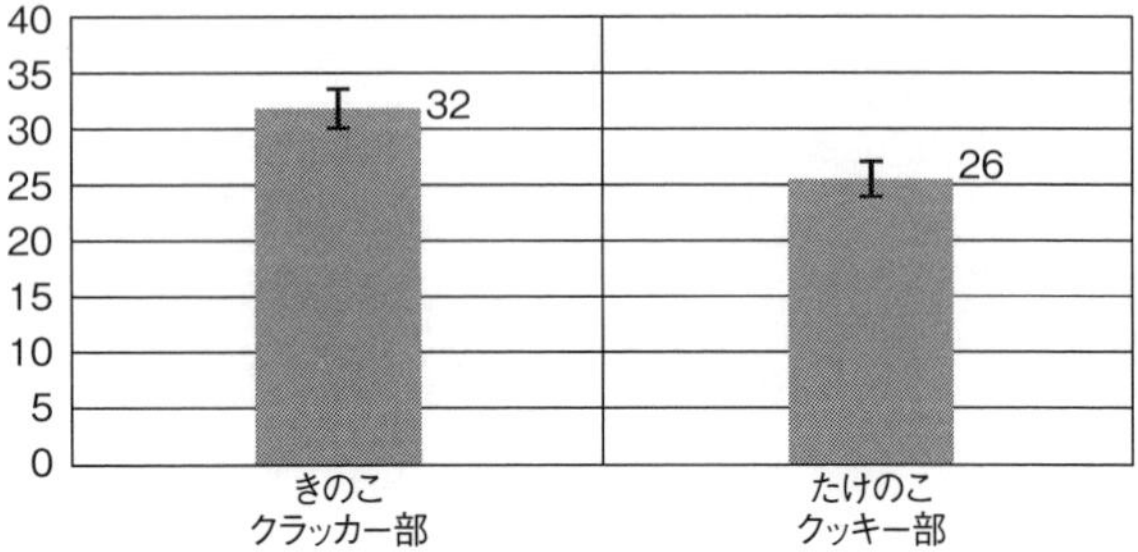

たけのこのほうが、ガリガリ感が少なく、簡単に口内でほぐれることがわかります。ガリガリする振動数が少ないため「サクサク」とか「サクッ」と表現しても良いかもしれません。

さて、幼少期は噛む力が弱いために、やわらかい食品のほうが食べやすいというのは、自明のことです。

幼少期の嗜好性《しこうせい》は非常に興味深く、4〜5歳くらいになると非常に甘いもの・濃いものを欲しがる時期があります。これはいずれ収まりますが、育ち盛りの体を維持するために本能がそうさせるのかもしれません。まだこの世の一部のおいしいものにしか触れていない子どもは、やわらかく味の広がりの良いものを好きになって当然で、きのこたけのこ論争ではたけのこ派になりがちです。

**きのこの山の
チョコとクラッカーの割合**

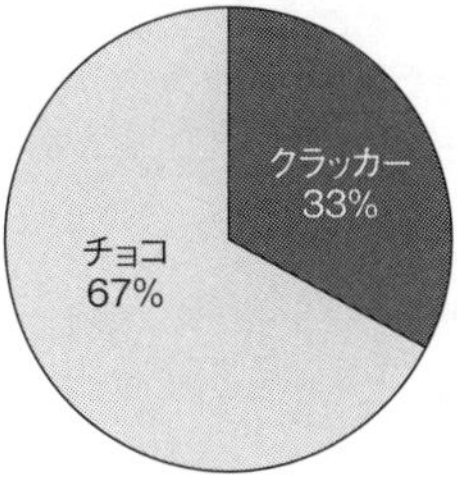

**たけのこの里の
チョコとクッキーの割合**

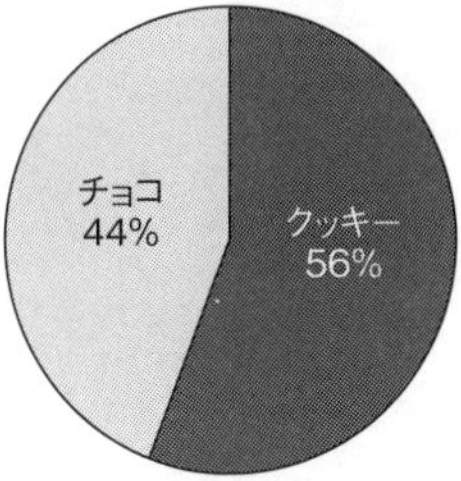

一方で、大人になると、男女差も顕著に現れます。一口の大きさや噛む力は、男性のほうが強いため、プロが食感を評価する際には、性差も気にしなければなりません。

次はチョコレートと生地の割合を見てみましょう。ちなみに1個あたりの重さは、5%ほどたけのこのほうが軽いですが、そこまでの違いはありません。

意外にも、きのこのほうがチョコレート比率が高いことがわかります。たけのこはきのこにくらべるとチョコが少ないので、少し損した気にもなるかもしれませんが、甘さをベースとしたやわらかいクッキー生地とともに砕かれ一気に口に広がる力強さを、たけのこは持っています。

きのこは、クラッカー部分がしばらくの間ガリガリと硬いため、味の広がりが遅くなり、チョコレートが溶けるまで

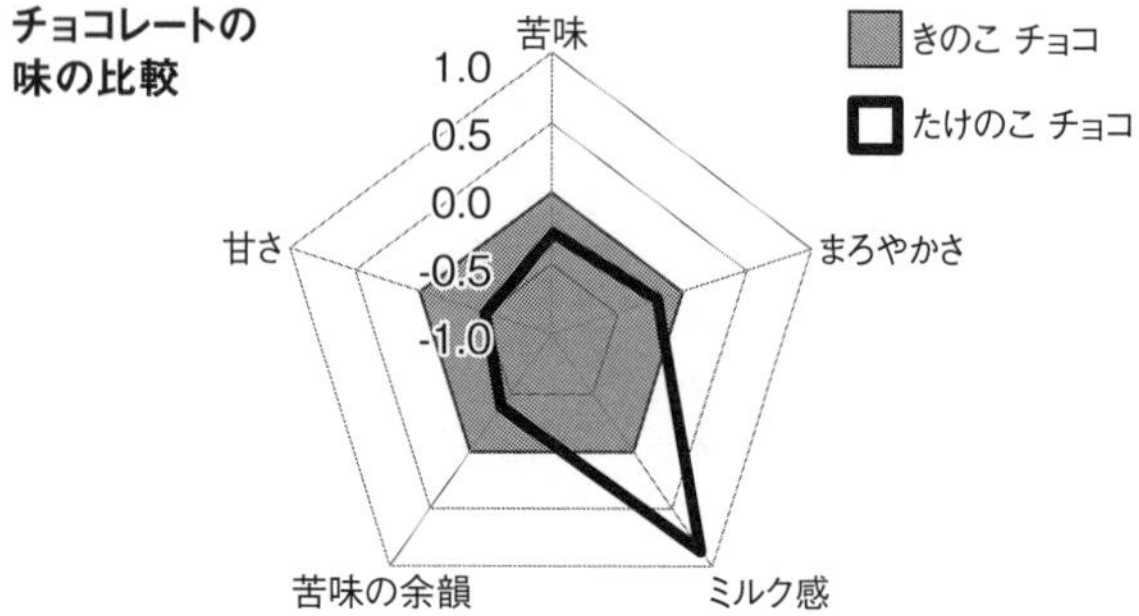

味のシグナルを待たなくてはいけない……おいしいものを待てる、余裕のある大人にならないと好きになれない、ということでしょうか。

どちらも生地にチョコレートがかかっている食べ物ですが、きのこのように硬いクラッカーとチョコレートは混ざりにくく「不均一のおいしさ」で、たけのこのように生地がやわらかく混ざりやすいおいしさは比較的「均一のおいしさ」とおおまかに分けられるでしょう。実は、実際の製品はもっと複雑になっていて、どちらも2種類のチョコレートのコーティングとなっており、口内での味の変化を楽しませてくれます。

チョコレートのちょこっとした違い

チョコレートには違いがあるのでしょうか？　チョコレート部分は2層コーティングのため分離して測定できないの

ですが、2層を混合したときの味わいを参考にしめします。たけのこのほうが、甘さは弱いですが苦味が少ないため、総合的には優しくマイルドでミルクの濃厚感を楽しむことができます。このことからも、たけのこは多くの人が子どものころに好きな味と認識するであろうことがいえます。

これらの分析結果から考察すると、もしかすると、2019年にきのこ派が勝利を収めたのは、投票した年齢層に子どもが少なかった可能性もあります。実質的な子どもの数の減少も直結するでしょう。また昔からある定番お菓子ゆえに、今の子どもに対するマーケティング訴求ができていないのかもしれません。これは昔懐かしい駄菓子が淘汰《とうた》され、姿を消していっていることにもつながっているかもしれませんね。

さて、第一部で紹介した味タイプと引き比べてみましょう。きのこ派になりがちなのが、甘甘タイプ、甘旨タイプ、甘塩タイプ、苦旨タイプです。一方、たけのこ派になりがちなのが、塩酸っぱタイプ、苦酸っぱタイプです。

我々は成長するにつれ、段々といろいろなものが食べられるようになります。食経験が豊富になってくると、歯ごたえやクセのあるもののほうが、風味のリズム感が変化し、それがおいしいと感じるようになってきます。しかしながら思い出の味として、大人になってもやっぱりこれがいいんだ！　というおいしさも存在します。あなたは成長してどちら派になりましたか？　それともずっと一筋でしょうか？　比較してしまうから論争が起きてしまうのですが……。しかし、比較するから良さ・悪さもわかるのです。

それは私たちの永遠のテーマであり、もし派閥が変わったらそれはおいしさの評価軸の成長のあかしかもしれません。

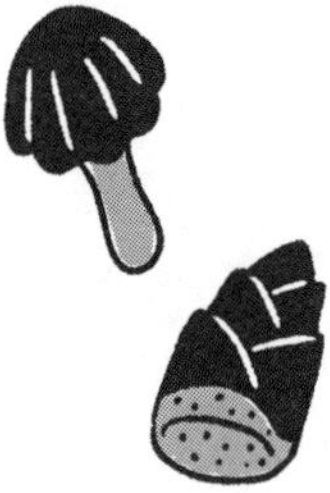

サッポロ一番、あなたはどの味？

数ある即席袋めんの中でも、昭和の販売開始から愛され続けているサッポロ一番。家にストックがあるという人も多いでしょう。マルちゃん正麺派、チャルメラ派の方もいらっしゃるかもしれませんが、今回は、一番人気のサッポロ一番の味論争をデータで紐解《ひもと》いていきます。

袋めんの覇者「サッポロ一番」

そもそも、サッポロ一番はどのくらい売り上げているのか、過去1年分の「袋めん」の日経ＰＯＳデータを参考に見てみましょう。

なんと、1位と2位をサッポロ一番のみそと塩が独占。しょうゆも9位と健闘しています。チキンラーメンは、定番として手堅く3位にランクインしています。

昨今では熱風乾燥のめんをつくる革新的な技術で、本物の生めんのようなめんを目指した商品もありますが、それでもサッポロ一番が選ばれるわけは、なんでしょうか？　お店のようなラーメンを目指せば、このサッポロ一番の牙城を崩せるような気がしますが、ど

袋めんの販売金額データランキング（日経POSデータ調べ）

順位	商品名	販売金額（千円）
1	サンヨー　サッポロ一番　みそラーメン　袋　100G×5	187,198
2	サンヨー　サッポロ一番　塩らーめん　袋　100G×5	174,321
3	日清食　チキンラーメン　袋　85G×5	156,266
4	東洋水産　マルちゃん　正麺　醤油味　袋　105G×5	97,519
5	日清食　焼そば　ソース・青のり付　袋　100G×5	91,152
6	ハウス　うまかっちゃん　九州の味　袋　94G×5	68,944
7	明星　チャルメラ　しょうゆラーメン　袋　97G×5	62,762
8	日清食　出前一丁　5食パック　袋　510G	62,122
9	サンヨー　サッポロ一番　しょうゆ味　袋　100G×5	54,156
10	東洋水産　マルちゃん　正麺　味噌味　袋　108G×5	50,433

レポート名称：POS 分析 _ABC ランキング／業態：日経収集店舗・全スーパー／期種：月次／期間：2019 年 4 月－2020 年 3 月／地域：全国／出力単位：商品別

うやら、必ずしも消費者は袋めんにお店のようなラーメンを求めているわけでもないようです。

では、カップめんはどうでしょうか。サッポロ一番は袋めんでなく「カップめん」としても販売がされています。こちらのPOSデータも見てみましょう。

うどん・そば・焼きそばなども含まれていますが、袋めんとは全く異なる傾向にあるのがわかります。サンヨー食品はカップスターなどのカップめん専門のブランドを持って

カップ麺の販売金額ランキング（日経POSデータ調べ）

順位	商品名	販売金額（千円）
1	日清食　カップヌードル　カップ　78G	311,834
2	日清食　カップヌードル　シーフードヌードル　カップ　75G	237,578
3	日清食　焼そばU.F.O.　カップ　128G	168,746
4	日清食　カップヌードル　カレー　カップ　87G	159,819
5	東洋水産　マルちゃん　ごつ盛り　ソース焼そば　カップ　171G	134,031
6	明星　一平ちゃん　夜店の焼そば　カップ　135G	118,212
7	日清食　どん兵衛　きつねうどん　西日本用　カップ　95G	118,144
8	東洋水産　マルちゃん　赤いきつねうどん　北海道　カップ　96G	115,510
9	日清食　どん兵衛　きつねうどん　東日本用　カップ　96G	95,706
10	東洋水産　マルちゃん　緑のたぬき天そば　北海道　カップ　101G	91,820
36	サンヨー　サッポロ一番　塩らーめん　どんぶり　カップ　76G	31,558
37	東洋水産　マルちゃん　ごつ盛り　塩焼そば　カップ　156G	30,906
38	サンヨー　サッポロ一番　みそラーメン　どんぶり　カップ　75G	30,806
39	まるか　ペヤング　ソースやきそば　超大盛　237G	30,481
162	サンヨー　サッポロ一番　塩カルビ味焼そば　カップ　109G	8,548
163	サンヨー　サッポロ一番　しょうゆ味　どんぶり　カップ　74G	8,507

レポート名称：POS 分析 _ABC ランキング／業態：日経収集店舗・全スーパー／期種：月次／期間：2019 年 4 月 - 2020 年 3 月／地域：全国／出力単位：商品別／分類：137 即席カップめん ,147 生タイプ即席カップめん／メーカー：指定無し／指定商品数：計 0 件／新商品：限定しない／出力日時：2020/04/30 16：25：38 ／全商品数：2,254 ／対象店舗数：5,527 ／来店客数：510,591,769 ／営業日数：167,564

いますが、あまりふるっていません。後発されたサッポロ一番のカップタイプも、認知されるのが遅かったのかもしれません。

しかし、そもそも、袋めんとカップめんとでは買う世代や家族構成などが異なり、同じ即席めん商品でも、全くコンセプトが違います。袋めん市場でサッポロ一番がここまでの人気を誇るのは、昔からある味で、最も手に入りやすく、家庭でのラーメンといえばサッポロ一番、と定番化したからということに尽きるのだと思います。

サッポロ一番は、家で食べていた定番の味が、その後大人になってからも購入されることが予想できます。発売当時のCMの多さや、野菜をたっぷり入れて食べる、大家族でも手軽につくれるなど訴求の仕方が時代にマッチしたことも要因といえるでしょう。そう考えると今後の世帯人数の縮小や健康志向など、さまざまな面で新しい施策を考えねばならない時代にはきていることでしょう。人気者ほど、その人気を維持し続けるのは、とっても難しいことなのです。

そんな背景もあってのことか、サンヨー食品では2019年の夏に「サッポロ一番　みそ派塩派大論争」として、ツイッターでの投票企画を発表。70万票もの投票数を獲得しました。ＳＮＳ世代にもサッポロ一番人気はしっかり定着しているようです。

カップラーメンの一味違う食べ方

ところで「カップめん」と「袋めん」においしさの違いはあるのでしょうか？

これはめんの食感に大いに違いが現れます。カップめんは沸騰したお湯を注いだときには90℃前半の温度で、3分後、80℃後半の温度になったところで出来上がり、そこにスープ類を混ぜ合わせて食べます。袋めんは、沸騰したお湯でめんをゆで、スープも沸騰したお湯に混ぜ合わせて食べます。

実はカップめんを鍋で調理すると一味違ったおいしさを味わえます。それでは沸騰したお湯を鍋に用意し、カップからめんを取り出して3分間ゆでてみましょう。湯量は条件にもよりますが、約10%蒸発することが予想されますので、その分多めにしましょう。ゆでているときの温度は１００℃付近をキープし続けるために、めんの食感が変わります。めんの食感のデータを見てみましょう。

カップめんは鍋でつくった場合のほうが、めんがやわらかくなり、噛んだときのヌルっとした付着感もなく、ツルツルとした食感です。また、見た目にもめんに透明感が出てお

カップめんを鍋で調理した場合とのめんの硬さの比較

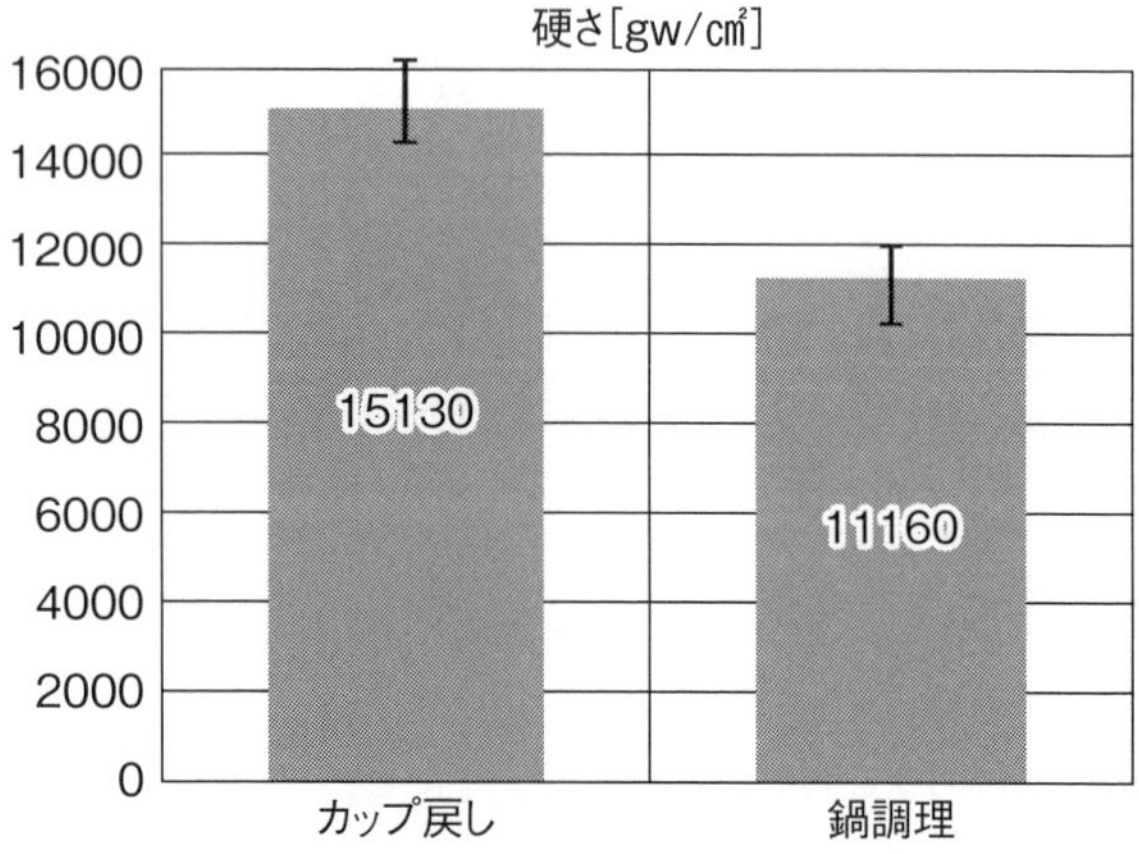

カップめんを鍋で調理した場合とのめんの付着感の比較

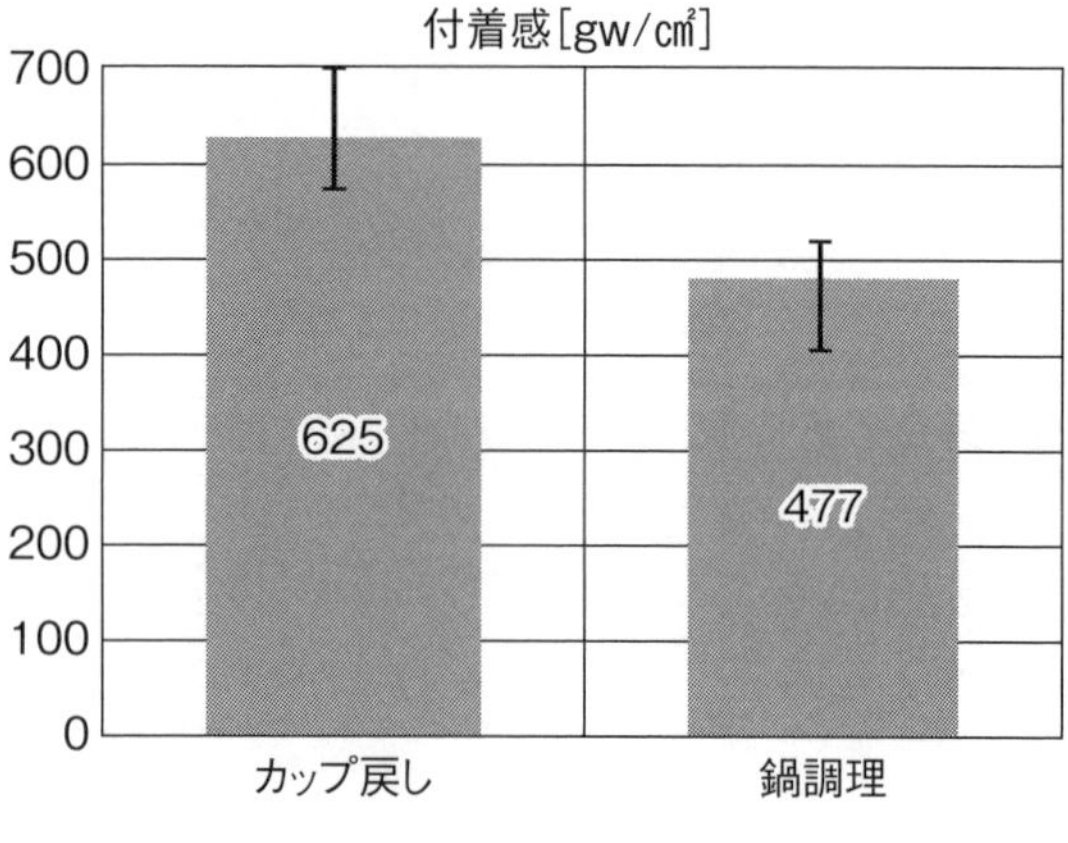

り、カップを使った湯戻しでは完全にめんが戻りきっていないことがわかります。もちろん好みでゆで時間を3分以下にしても良いでしょう。

　また、グツグツゆでているときにスープ類も入れることで、調理中に飛んでしまう香気成分もあるため、においも変化します。普通のカップめんと全く異なる風味・食感にきっと感動することでしょう。

　ひとつ重大な注意点があります。鍋でつくったものをカップに戻してはいけません。めんの入っていたカップは90℃程度を想定して作られていますので、グツグツと鍋でゆでられた100℃付近のラーメンを入れてしまうと、熱で容器がやわらかくなり危険です。

　せっかくですのでラーメンの丼を使って食べてみましょう。スープの表面積が増え、香気成分の揮発の仕方が変化し、より風味が増すでしょう。食器や雰囲気も味を変える要因ですから、とても重要なことです。(しかし、こうした面倒を省きたいという消費者の需要に応えた商品がカップめんであると考えると、こうした調理方法・食べ方は、矛盾しているかもしれません……。)

　袋めんは、鍋と食器を取り出すひと手間はあるものの、カップめんとは別物の味わいを引き出すことができ、ネギやもやし、卵などを入れる、といった、個々人の自由度が高いところも魅力の一つでしょう。

サッポロ一番、塩・みそ・しょうゆ

サッポロ一番の好きな味のアンケートをとると、みそが38％、塩が33％、しょうゆが22％となりました。

味のデータもみてみましょう。3種の味の平均値を、基準（ゼロ）として、グラフにしめしました。うま味と塩味に着目すると、塩、しょうゆ、みその順に強くなっています。「塩」はその名前のごとく塩味に力強さがありますが、うま味の余韻は控えめでさっぱりとした後味であることがうかがえます。「塩」は、セロリやカレーのようなにおいが含まれているのも特徴で、この香りはコクを感じさせることができるといわれています。また塩味が利いたパンチのある味わいなので、具にはみずみずしい野菜類が合いそうです。「みそ」には特徴的なコクがあり、後味であるうま味の余韻もしっかりしていることから、奥深いどっしりとした味わいです。塩味は強くないため、野菜を入れてしまうと味を薄めてしまうかもしれません。そのため、ゆで卵やうま味・塩味をプラスするチャーシューと

3種のスープの味の比較

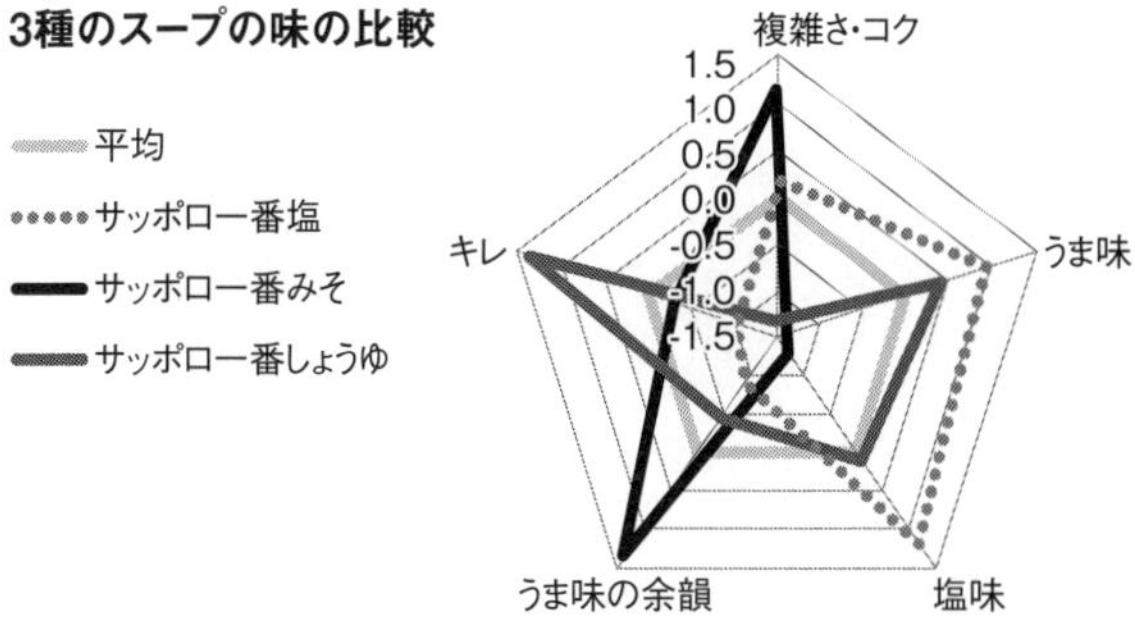

の相性が良いでしょう。

「しょうゆ」は、複雑さ・コクが少なく澄んだクリアな味わいで、キレもあり清澄ともいえる味わいをしめしています。ゴマや胡椒《こしょう》と一緒にシンプルにいただくと良いかもしれません。

これらの分析結果から、それぞれの調味料の特徴が昭和の時代からきちんとつくり分けられていたということがわかります。これは、サンヨー食品の技術力の賜物《たまもの》ともいえるでしょう。味がきちんとつくり分けられているからこそ、それぞれの「派閥」ができたともいえるかもしれません。

また、それぞれの塩味などを加味すると、合う具（野菜やチャーシュー等）が異なるのも、重要な点です。これは、おそらく、それぞれに家庭の味がある、ということでもあるでしょう。味は3種類ですが、各家庭でいろいろな具が足されて、無数の「サッポロ一番といえばあの味！」という記憶が、日本中にあるのかもしれません。

ちなみに、パッケージを並べてみると、ロゴは同じではあるものの、写真の配置や文字の大きさ等、デザインもそろっていません。同じ「サッポロ一番」という名前を冠してはいるものの、味ごとにあらゆる面で独自に追求されているのが、「サッポロ一番」の特徴なのかもしれません。

第一部の味タイプとくらべてみましょう。みそは苦旨タイプに、塩は苦酸っぱタイプ、しょうゆは甘甘タイプ、甘旨タイプ、甘塩タイプ、塩酸っぱタイプに選ばれる傾向があるでしょう。「あれ？　自分の味タイプとサッポロ一番の好みが合わないな」という方は、ご家庭のオリジナルの具にその理由があるかもしれませんね。

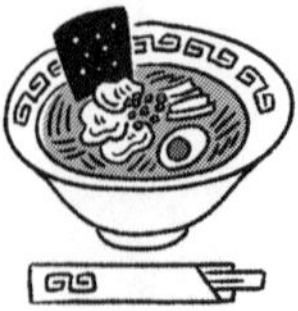

吉野家、松屋、そしてすき家

一つの商品でチェーン展開ができる牛丼のスゴさ

独特の香りが鼻孔をくすぐる牛丼。

丼ものを食べるところを想像してみてください。「うおおおぉーっ！」と丼に顔を突っ込むように食べるパワフルなシーンが頭によぎりませんか？　実際、丼に顔を近づけることでアツアツのご飯の蒸気とともに立ちのぼった牛丼の風味をダイレクトに感じることができます。そして「ハフハフ…スソソロォー」とすするように食べることで、普段より一口の量も増え、より香りも取り込むこともでき、風味を最大限に感じることができる。それが丼の特徴の一つです。豪快に食べるのでお下品かもしれませんが……。

丼にはフタがあるものもあります。フタには保温したり、においを閉じ込め濃縮したりする効果があります。さらに、フタを開けると、空間空気（鼻が慣れている空気）中に一気ににおいを開放し、その場の雰囲気をガラリと変えることもできます。

「シズル感」が出るように表現をしてみましたが、いかがでしたか？

「シズル感」とは、五感に訴える食の表現のことを指します。たとえば、こんがりと網目の焼き目がついたステーキが油や煙を上げ（視覚）、ジュワワワーと音を立てて（聴覚）、芳しい香りを放つ（嗅覚）……といった臨場感ある表現のことです。食べ物の写真などによく使われる言葉で、肉の焼ける「ジュー」という英語の擬音語「ｓｉｚｚｌｅ（シズル）」から来た造語です。

このシズル感、普段の生活やＣＭ、ドラマなどでいつの間にか我々の脳裏に焼き付いているものでもあります。「コレコレ、やっぱこれだよね」という品にはシズル感に裏打ちされた何かがあることが多いです。牛丼チェーン店のＣＭを思い出してみてください。俳優が湯気ののぼる丼をかきこむ、シズル感あふれる描写が印象に残っているはずです。

さて、牛丼はお肉を煮ることで、焼いたときとはひと味違った香気成分が生成されます。最も香気成分が少ないのが、しゃぶしゃぶです。風味が穏やかなため、柑橘《かんきつ》のさわやかなポン酢や香ばしいゴマダレなどで、香気を補って食べることが多いのではないでしょうか。具材には玉ねぎが加えられます。玉ねぎは加熱することで甘味やうま味が増します。さらに、特有の香気成分である「揮発性硫黄化合物（硫黄のような香り）」は肉の香りの補強に一役買います。ヴィーガン料理で肉っぽさを構成するときに欠かせない野菜でもあります。

そして甘辛い割り下で煮込むことで肉の臭みを抑え、うま味を底上げします。この、「日本人が慣れ親しんだしょうゆベースの風味形成」こそが、牛丼チェーンが牛丼という武器一つでチェーン展開を可能にする理由の一つではないでしょうか。

牛丼をかっこむためにはご飯も重要です。味つけの濃い丼では、特にご飯の食感が重要になります。牛肉に混ざるサブ的な役割と思われがちですが、実は私たちは米のちょっとした硬さの違いなども繊細に認識しています。また、丼もの全般にいえますが、タレがご飯の隙間に染み渡ることで生じる独特の食感や風味も大切な要素です。

3大牛丼チェーンの味とご飯の食感比較

事前のアンケートで3大チェーンの牛丼でどれが好きか聞いたところ、吉野家55%、松屋15%、すき屋18%と、吉野家が他を圧倒しました。

データをとるにあたり、牛丼をご飯と別盛りでテイクアウトしてきました。もちろんその店舗の状況によってバラツキは多少出る（どれも繁忙期前の昼11〜12時の間に購入）でしょうが、そのクオリティを均一に保つのも大手チェーン店の腕の見せ所です。

では牛丼のアタマ（具材の部分）の味、そしてご飯の食感について比較してみましょう。

「吉野家」は強めのうま味と中間的な塩味で、うま味の後味がスッキリとしています。「すき家」は比較的吉野家に似てますが、塩味は弱く、バラエティ豊かなトッピングとのバランスを考慮しているのではないかと考えられます。「松屋」は甘味や塩味、そしてうま味の余韻が特徴的で全体的に、パンチのある味であることがわかります。

続いてご飯の硬さ、コシ、粘りを測定した結果です。コシはご飯を軽く噛《か》んだときに潰れずに元に戻る力の強さを測定しました。うどんやパスタの跳ね返るような弾力や、極端な例ではタピオカの歯ごたえを想像してみてください。

チェーン3社のアタマの味付けのバランスの比較

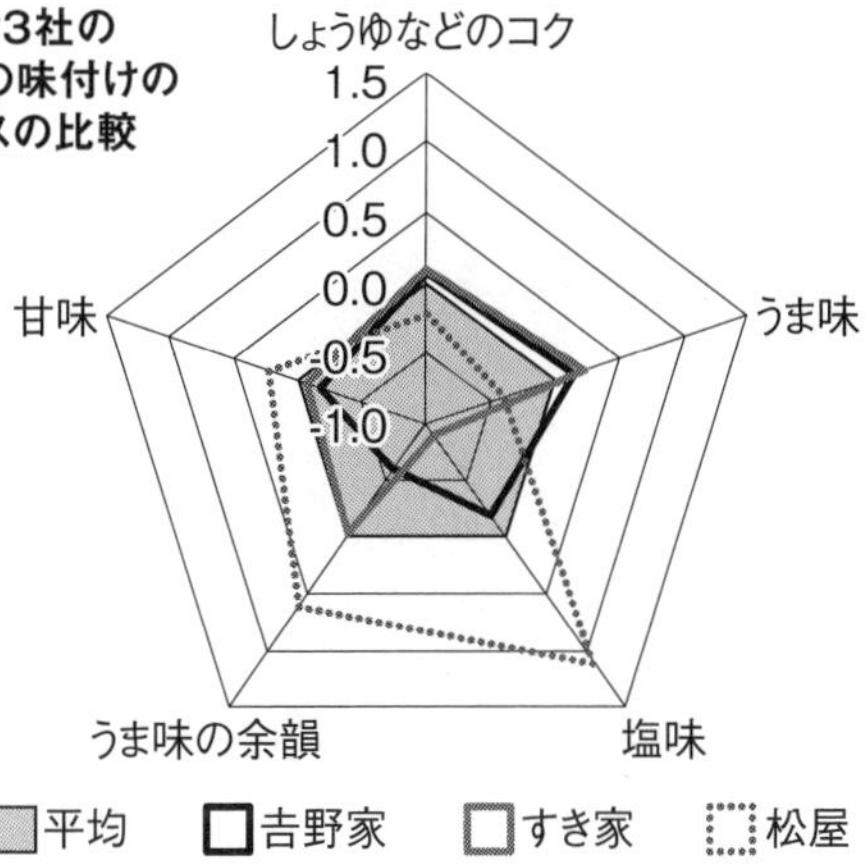

チェーン3社のご飯の食感の比較

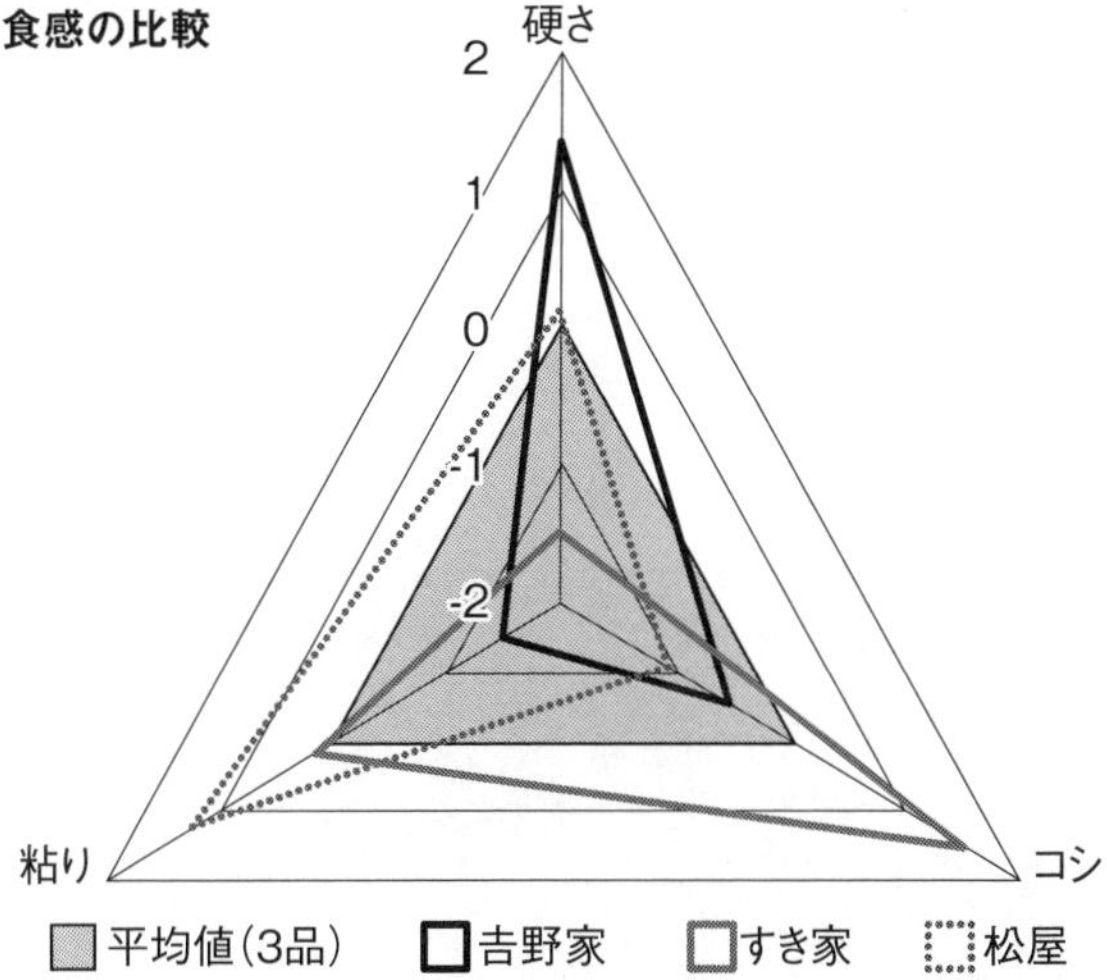

「吉野家」は硬くて粘り気が少ない、さらっとタイプです。

「すき家」はやわらかいのですが、コシがあり、弾力を感じるご飯だということがわかります。

「松屋」は平均的な硬さで粘り気がありますが、コシがありません。口内では崩れやすいご飯であると考えられます。

3社とも違いが見られ、それぞれ独特の食感を味わうことができます。


次に、味と食感の結果を総合し、丼にしたときのことを考えてみましょう。

「吉野家」は、うま味とほどよい塩味を感じ、うま味の後味がスッキリとしています。ご飯は硬く粘りが弱いため、汁通りが良く、サラサラとした米ののどごしも感じられるでしょう。ご飯が硬いため、ふやけにくく、テイクアウトにも向いているかもしれません。味のタイプわけなら、甘甘タイプ、苦酸っぱタイプが該当します。

「すき家」は、吉野家に似ている味わいですが、さらに塩味が弱く、やはり、バラエティ豊かなトッピングとのバランスが考慮されているようです。ご飯の食感はやわらかいですが、コシがあるため、汁気が絡んでふやけても食感を損ないにくい可能性があります。甘旨タイプ、苦旨タイプに好まれる味でしょう。

「松屋」は、口に含んだ瞬間の強めの塩味が特徴的で、うま味の余韻もしっかりしています。ご飯は粘りのある食感でした。コシが弱く砕けやすいご飯は、その強い味を素早く包み込み調和してくれる可能性があります。甘塩タイプ、塩酸っぱタイプにおすすめです。

みんなで手分けしてテイクアウトし「アタマ」をすげ替えて食べてみるのも、おもしろいかもしれませんね。

コンビニ牛丼の行く先

最近ではコンビニエンスストアでも牛丼を買うことができます。ご飯のうえに直に具材が乗っているタイプや、具とご飯が分けられたセパレートタイプと、バリエーション豊かです。これらのコンビニ牛丼は、チェーン牛丼と何が違うのでしょうか?

コンビニ牛丼は、地域によって戦略的に変えています。たとえば、関東では「牛丼」ですが、関西では「牛めし」という商品名になっていることがあります。味つけを地域によ

チェーン牛丼とコンビニ牛丼のうま味と甘味散布図

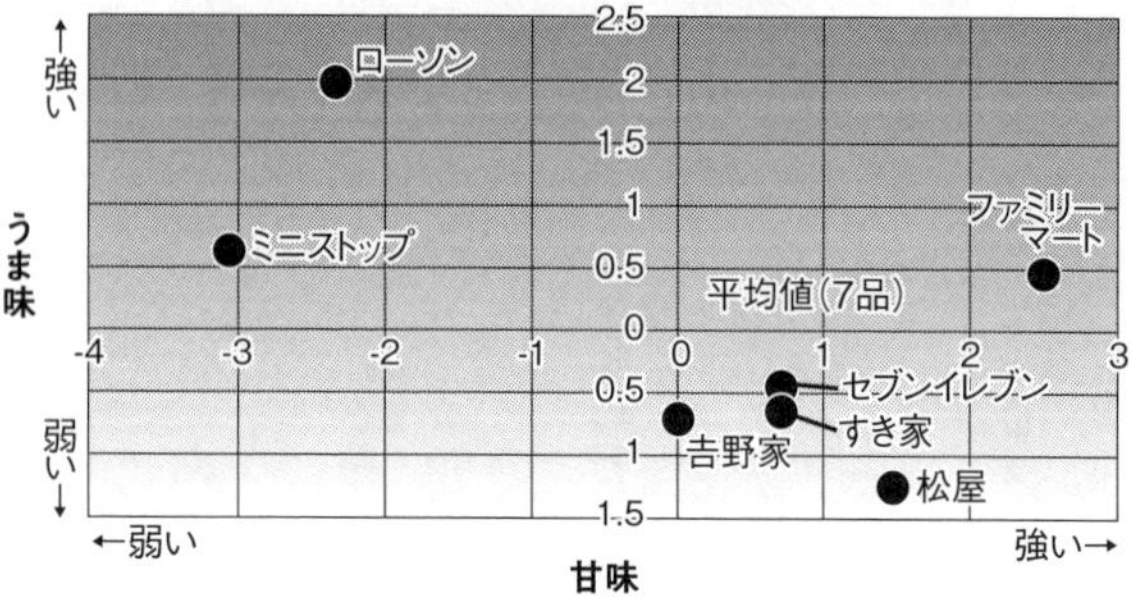

り変えているコンビニもあります。今回は東京都内で購入した製品の比較を行っています。

図を見ると、コンビニ製品はうま味が強い傾向があるとわかります。濃い味で満足感が得られやすく、ドリンクなどとセットで購入することを前提にしているのかもしれませんね。

コンビニの中でも、セブンイレブンは牛丼チェーンに似せた味わいをつくっているとも考えられます。商品開発が盛んでリニューアルも頻繁に行われるコンビニは「専門店」より気軽に味を変えることができるのがメリット。牛丼チェーン風が消費者にウケなければ、すぐにでもまた味を変えることでしょう。

もう一つ、大切な視点をしめして、このトピックをしめくくるとしましょう。

コンビニでは、牛丼チェーンユーザー以外の人も、この牛丼を手に取る可能性がありま す。チェーン店風にするか、家庭的な味つけにするか、「味の矛先」をどこに向けるかも、とても大切なのです。

これを機にチェーン店とコンビニの牛丼を食べ比べ、シズル感を感じるベスト牛丼を探してみてはいかがでしょうか?

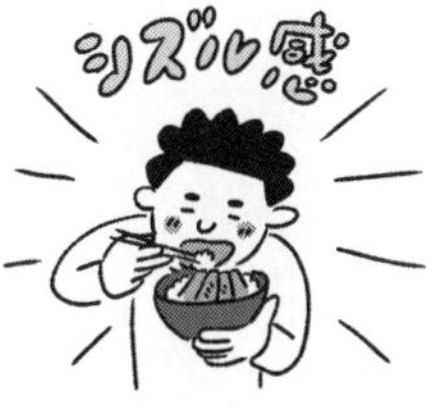

世界中で勃発している「コーラ戦争」

炭酸飲料で一番人気といったら、コーラでしょう。アンケートでは、コカ・コーラ派72%、ペプシ派14%と、コカ・コーラ派が圧倒的でした。はじまりは、ナッツから抽出したほろ苦いエキスが原料だったそう。このコーラナッツにはカフェインが含まれており、人々を虜《とりこ》にしましたが、現在ではコーラナッツが原料に使われることはほとんどありません。

カフェインは、茶、カカオ、コーヒーなどに含まれ、我々の食生活に華を添えていることはご存知でしょう。それぞれ別種の植物が異なった代謝経路でカフェインを合成していますが、なぜカフェインをつくるようになったかはまだわかっていません。

これ以外にも植物はさまざまな成分を持っています。こうした成分を調合し、病院・薬局・教会などで薬や疲労回復などを目的とした飲み物が販売された歴史もあります。ジンや薬草酒——カンパリ、ウンダーベルク、イエーガーマイスター、シャルトリューズなど、現在でも飲み継がれているものもあります。

炭酸水はコーラの誕生当時には既にありました。天然由来のものですが、独特の複雑な風味と刺激の組み合わせは、それまでの自然界に存在する類のものではなかったでしょう。人は初めて体験する風味をいきなりおいしいとは感じません。安全を確認し、少し頭の中で考え、今までの食経験や周りの反応なども取り込んだうえで、おいしさを判断します。コーラがここまでの人気飲料になった背景にはさまざまなドラマがありそうです。

本稿では、そのドラマではなく、今なお続く、2大ブランド「コカ・コーラ」「ペプシコーラ」論争にクローズアップします。

コーラの意外な隠し味

人は、A・B2つの商品を並べられた場合、ごく僅かに「引っかかり・隠し味」のあるほうを選ぶことが多いです。まずはこの「引っかかり・隠し味」をヒントにコカ・コーラとペプシコーラの違いを見てみましょう。

ペプシコーラのほうが、甘味が弱く酸味が強いことがわかりました。甘酸っぱさを強く感じる味でしょう。この甘味と酸味のことを糖酸バランスといい、果物の味の評価でもよく使われる指標です。ただ甘いだけだと砂糖水のようで飽きてしまうのですが、ここに酸

甘み、酸味、複雑さの比較

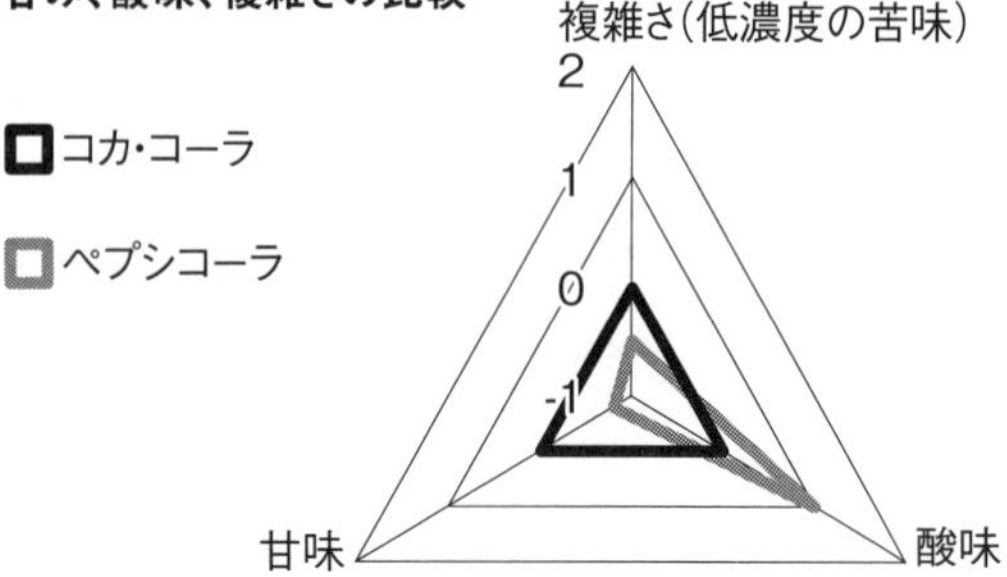

味がほどよく加わることで、甘味がやや低減したように感じ、さらに酸の刺激が重厚な味わいをつくりだします。

　この糖酸バランスの好みについて、おもしろいことがわかっています。みかんは、世代によって好まれる糖酸バランスが異なることが知られています。食糧難を経験したためお年寄りは酸味が少なく甘味がとかく強いものが、若年層では強い甘味とほどよい酸味があるものが選ばれやすい、といった具合です。甘さと酸味、2つの味の度合いだけでも嗜《し》好《こう》性《せい》が出ることがわかる好例といえるでしょう。

　甘味と酸味、そしてここに「引っかかり・隠し味」と表現される、複雑さ（低濃度の苦味）を加えることで、味にぐっと奥行きが出てきます。つまり清涼飲料は、糖の甘味

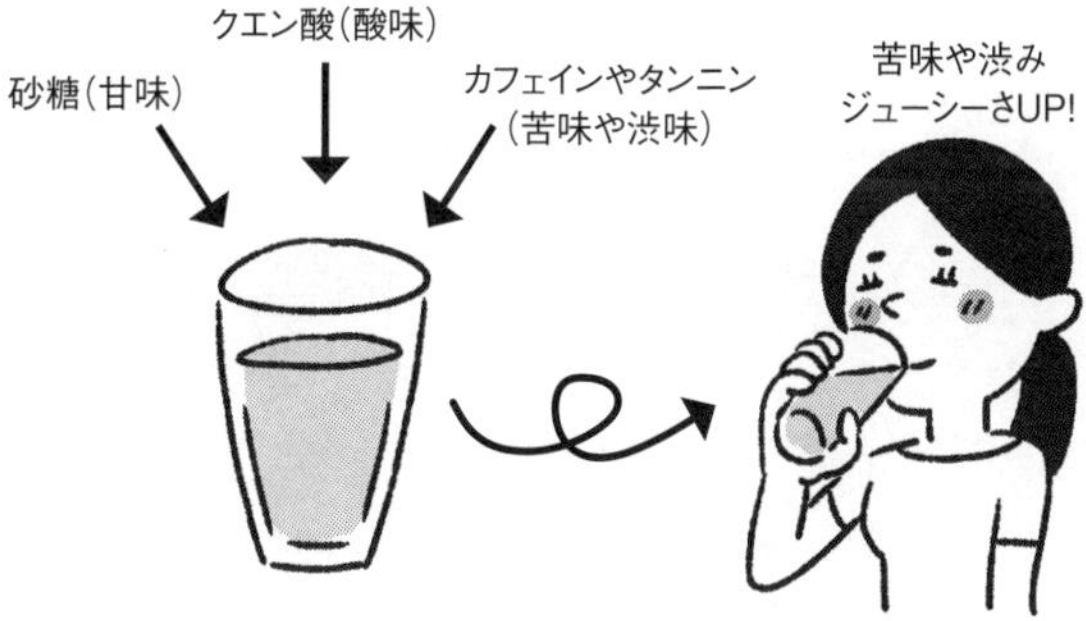

とクエン酸の酸味のバランスをベースに、そのような複雑さのエッセンスが加えられてできているのです。ここにさらに香料などが加えられています。

簡単な実験をしてみましょう。砂糖とクエン酸を好みの糖酸バランスになるように水に溶かしましょう。この溶液に、苦味（カフェイン）や渋み（タンニン等）のあるものを加えると、「果実感」「ジューシーさ」を感じさせることができます。カフェインやタンニンを、果実の皮のような苦味・渋みと認識し、より本物の果実を食べたときの感覚に近づくのでしょう。この実験は忌み嫌われる苦味・渋みなどがどれほど重要なのかをしめしています。しかしながらこの苦味・渋みによる「引っかかり・隠し味」は人によって感じ方の許容範囲が大きく異なるため、そのさじ加減が飲料メーカーの腕の見せ所になります。

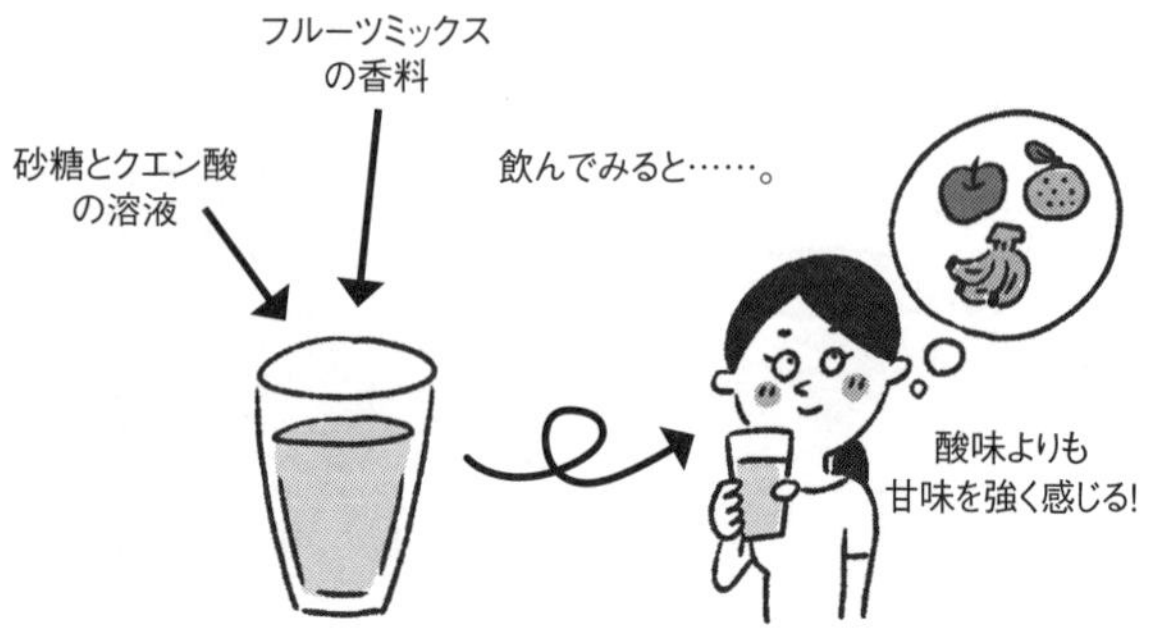
フルーツミックス
の香料
砂糖とクエン酸
の溶液
飲んでみると……。
酸味よりも
甘味を強く感じる!

コーラには「木材の香り」が含まれている⁉

清涼飲料のおいしさには、においも大きくかかわります。さきほどの実験で使った溶液でさらに実験をしてみます。溶液を2つ用意して、片方には甘い香りの香料（ストロベリー、メロン、フルーツミックスなど）、他方には柑橘《かんきつ》の香りの香料（レモン、グレープフルーツ、シークワーサーなど）を加えてみました。すると、甘い香りのする香料を入れた溶液はより甘さを感じ、柑橘の香りのする香料を入れた溶液は酸っぱく感じます。香気成分を変えただけで、味が変化したと感じてしまうのです。においのバランスが飲料にとっていかに重要か、おわかりいただけたでしょうか。

　コーラには、においのもとになる香気成分はどのくらい入っているでしょうか。今回は簡易な調査を行いました。

両製品の中の香気成分

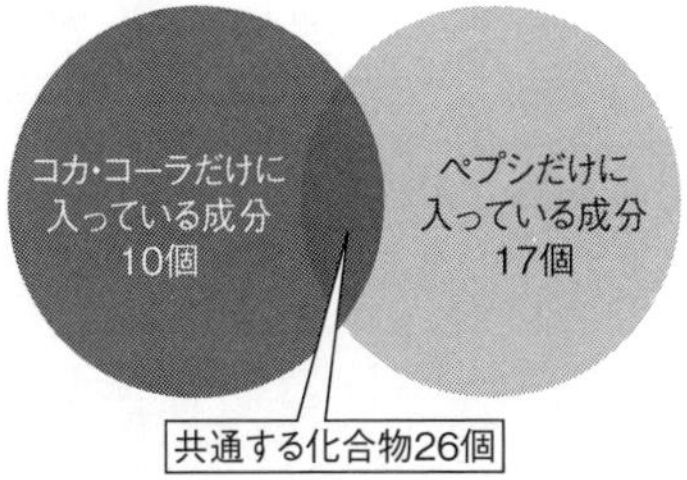

※測定条件によっても化合物の数はかなり変わります。

すると、実に136もの化合物が検出されました。それらのうち、においのもととなる揮発性香気成分は53個でした（においのしない化合物も、においの感じ方に関与しますが今回は割愛します。また、測定条件によっても化合物の数はかなり変わります）。

これらコーラの香りを構成する香気成分は、レモンなどの柑橘系のにおい、シナモンのような甘いにおい、ミントのようなハーブやグリーンのようなにおい、クスノキなどの木材のにおいまでさまざまです。

「木材？」と思われた方もいるでしょうが、このような一見おいしくなさそうなにおいも「引っかかり・隠し味」の効果があり、重要なにおいの一部なのです。においにこうした複雑さがないと、人工的なにおいに感じたり安っぽい単純なにおいに感じたりしてしまうのです。

においの世界は味よりもその許容範囲がシビアで、個人の嗜好性がもろに出ます。遺伝子レベルで刻まれていたり、生まれた生活環境に大きく影響を受けていたりします。つまり味は許せるけど、においは絶対に嫌という事態が起きることもまれではなく、商品開発をするうえでもとても気をつかう、難しい世界です。

コカ・コーラとペプシコーラでは香気成分に共通するものもありましたが、それぞれにしか入っていない香気成分もありました。

香気成分の種類はペプシのほうが多く、香りは総合的にはペプシのほうが特徴的といえるでしょう。この特徴的な香りが功を奏するかどうかは、消費者の嗜好性に委ねられます。

余談になりますが、ペプシコーラは、期間限定でチャレンジング（？）なフレーバーを発売し、話題を集めていますね。キューカンバー（きゅうり）やバオバブなどです。話のタネにと、買ってみた方もいるのではないでしょうか。

これら、一見おいしくなさそうに思えるフレーバーですが、実は、普通のコーラに含まれている特徴香と同じ系統の香りなので合わせやすいのです。きゅうりというと、青臭い香りをイメージしますが、同じ系統の香気成分に「メロン」があります。そう聞くと、一気に抵抗がなくなるのではないでしょうか。

斬新な期間限定フレーバーの数々は、計算しつくされた、苦労の賜物《たまもの》なのです。

炭酸がいきいきと香りを伝える

コーラにはもう一つ、大切な要素があります。豊かな香りをいきいきと拡散してくれる炭酸ガスです。三叉《さんさ》神経《しんけい》、酸味受容体炭酸脱水酵素の働きによって、シュワシュワした刺激として感じられています。炭酸が強くなると、味を弱く感じてしまうものの、より強くさわやかさを感じます。逆に気の抜けたコーラは甘重く感じますね。

三叉神経で感じ取っているのは「痛覚」です。そのため、痛みに慣れていない子どもは炭酸飲料が飲めない傾向があります。しかし、日々経験を重ねることで、この痛覚が心地よいものとなっていきます。さらに強い刺激に目をつけたのが、「強炭酸ブーム」といえるでしょう。ペプシコーラではこのブームに乗り、「ペプシリフレッシュショット」「ペプシストロング」などを多く展開していました。

また、三叉神経の痛覚は辛味としても受容されます。シナモンをはじめジンジャーやトウガラシといったスパイスが入ったコーラは、炭酸ガスの辛味を強調することを狙っていると考えられるでしょう。……となれば、今後、ニッキや山椒《さんしょう》、ショウガなどを使った和製コーラが発表される展開もおもしろいかもしれません。

さて、味なのかにおいなのか、それとも独特の炭酸の刺激なのか……。ご自身がどの要素でコーラを選んでいるのか見当がつきましたでしょうか？　味タイプごとのマッチングをみていきましょう。

コカ・コーラは甘甘タイプ、甘旨タイプ、甘塩タイプ、苦旨タイプのみなさんに好まれがちです。オーソドックスでバランスのとれた味なので、苦味などを嫌うタイプにはピッタリといえます。

ペプシは塩酸っぱタイプ、苦酸っぱタイプに好まれる傾向があります。複雑な香りをおいしさとしてとらえられるかどうかが、分かれ道になるでしょう。

最後におもしろい逸話を紹介してこのトピックを閉じましょう。

過去に、ペプシが行った飲み比べ実験がありました。商品ラベルをはがしたうえで、ペプシコーラとコカ・コーラを飲み比べてもらい、どちらがおいしいか判定してもらいました。すると、ペプシコーラをおいしいという人がほとんどでした。しかし、どちらがコカ・コーラでどちらがペプシコーラかわかる状態で飲み比べをしたところ、なんと、コカ・コーラが多くの人に選ばれたのです。

これは、「ペプシのパラドックス」として知られる有名なエピソードです。なぜこのような結果になるのか、飲み比べの方法や質問の仕方にも理由があることがわかっています。「味」や「おいしさ」を考えるうえで、とても興味深いエピソードではないでしょうか。

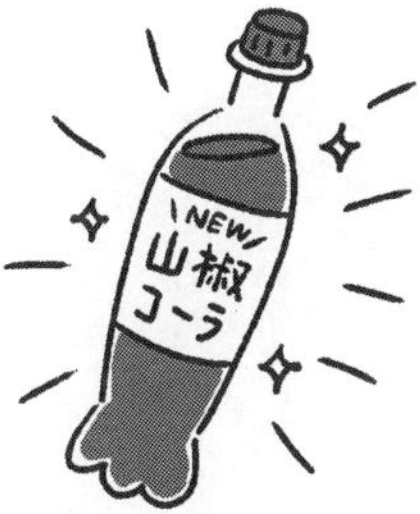

スーパードライ、一番搾り、黒ラベル！

コミュニケーションの場に欠かせない、お酒。一人で飲む人もいる、嗜好性《しこうせい》の高い食品です。実は、アルコール（エタノール）そのものには、若干の甘味はあるものの、苦味や痛覚刺激（灼熱感《しゃくねつかん》）などが圧倒的に強いのです。多くの人にとって、嫌悪刺激に感じられるでしょう。つまり本能的にほとんどの酒類はおいしいはずがなく、ビールや焼酎、日本酒よりも低アルコール飲料やリキュール、甘いカクテルをおいしく感じるのが本来なのです。「若者の酒離れ」などと耳にしますが、食経験を積んでいなければ「本能的に飲めない」のは、今も昔も同じです。

人がお酒を飲めるようになる理由

では、お酒初心者はどのようにしてお酒を飲めるようになるのでしょうか？

毎日少しでも摂取することで慣れていき、飲めるようになるのです。食行動心理学でいう「単純接触効果」というものです。もちろん、毎日飲めば慣れるからといって、無理は禁物です。お酒初心者は、「飲む機会があれば無理をせずに挑戦してみる」のが望ましいでしょう。毎日摂取……でお喜びの諸先輩方は、初心者が同じように酒を飲み交わせるようになるまで、節度ある飲酒をお続けください（笑）。

なお、「嫌いなもの（ビール）」と「好きなもの（甘いものなど）」を交互に食べるとより効率的です。コーヒーも同じで、ミルクや砂糖を入れてラテにして飲むよりも、ブラックコーヒーとケーキを交互に食べたほうが、コーヒーを飲めるようになるためには効果的なのです。この単純接触効果を狙った方法は、最低でも10回以上はトライすることで効果を上げます。

それにしても、なぜ毒のシグナルともいえる苦味を人は求めるのか？

それには、胃にも苦味のシグナルをキャッチする苦味受容体が存在することが関係していると考えられています。苦味を感知すると胃酸分泌など消化が促進されることがわかっており、それが、人が苦味を求める所以《ゆえん》であるというわけです。実際、胃薬の研究では、舌のうえで苦味を感じ、胃でも苦味を感じると、よりその効果が出る（オブラートに包んで飲むと効果減）ことが報告されています。つまり良薬口にも胃にも苦くなくてはいけないのですね。ともあれ、苦いビールは消化促進にも一役買っていることがわかります。

このように、おいしさには、味やにおい、食感だけでなく、内臓感覚や食後体感もとても重要なのです。現代では積極的に飲酒の場を設けることの難しさがあったり、きっかけがないと「嫌いな酒」を飲む機会もなかなかありません。しかし、貴重なその場に酒の文化背景や知識を正しく、そして「楽しく」伝えられる人がいれば初心者の強い味方となるでしょう。なお、酒の食後体験としてよくあることは、「二日酔い」ですが、トラウマになった食経験を修復するのはなかなか大変ですので気をつけましょう。

ビールは実は酸っぱい？

さて、苦い酒の代名詞であるビールのおいしさについて考えてみましょう。これには第一部で述べた「個人の嗜好性」が大きく影響してきます。ここでは、日本人が想像する「ビール」、つまりは黄金色で透明な「ピルスナービール」に的を絞って話していきます。ビールの味の構成を考えると人間の嫌いな味である「苦味」「酸味」に加え、「甘味」等を楽しむ世界ですので飲めない人にとっては理解しがたい味わいなのではないでしょうか。「酸味？

甘味?」と思った方は文章をよく理解し、読んでくれている方です(笑)。

まずは主役の「苦味」は頭の片隅において、酸味に注目してみましょう。実はビールには酸味物質が意外にもたくさん入っており、酸っぱいのです。そしてドライでクリアな味わいともいわれるピルスナービールにも甘味やうま味物質がたくさん入っており、これらが酸味をうまくマスキングしてくれているのです。そして酸味や甘味やうま味を醸造家が調整することでドライな味になったり、リッチな重たい味わいになったりするのです。

炭酸ガスも味に作用してきます。炭酸ガス自体が酸っぱい味わいであることや、三叉神《さんさしん》経《けい》系への刺激などによりスッキリした、ドライな味わいに感じます。最近では窒素ガスで押し出すビールもあり、その味わいが炭酸ガスにくらべまろやかに感じるのは酸味が少ないがゆえでもあります。

それでもビールが酸っぱいなんて、にわかには信じがたい……という方はギムネマ・シルベスタ茶というお茶を買ってみましょう。このお茶を濃い目に煮出し、30秒ほど口に含んでみてください（ギムネマ茶を口に含む前にビールの味を確認しておきましょう）。

このお茶にはギムネマ酸という物質が含まれており、舌にある甘味受容体を塞ぐので甘味物質や甘味アミノ酸、人工甘味料などの甘味を感じなくなります。ですから、砂糖を口に入れると、砂を噛《か》んでいる感じがします。

こういった味を変えてしまう物質のことを味覚修飾物質といいます。歯を磨いた後でオレンジジュースを飲んでまずい！と感じたことがある方も多いかと思うのですが、これは歯磨き粉の界面活性剤であるラウリル硫酸塩というものがギムネマ酸のように作用し、甘味を低減することでオレンジジュースがおいしくなくなるのです。その他にも味覚修飾物質といえば、酸っぱいものを甘く感じさせる（正確には酸っぱいと甘く感じる）ミラクルフルーツが有名です。

さあ、30秒たちましたか？　この「甘味を感じない舌」でビールを飲んでみましょう。少しショックを受けるかもしれません。苦味や酸味を前面に感じ、苦味の少ないビールの銘柄は酸っぱくて水っぽく、そして苦い哀れな味わいになってしまうことでしょう。しかし今後は苦味以外にも甘味や酸味などが含まれていて、そういった味わいも探しながらビー

製品種類別ビールの苦味濃度

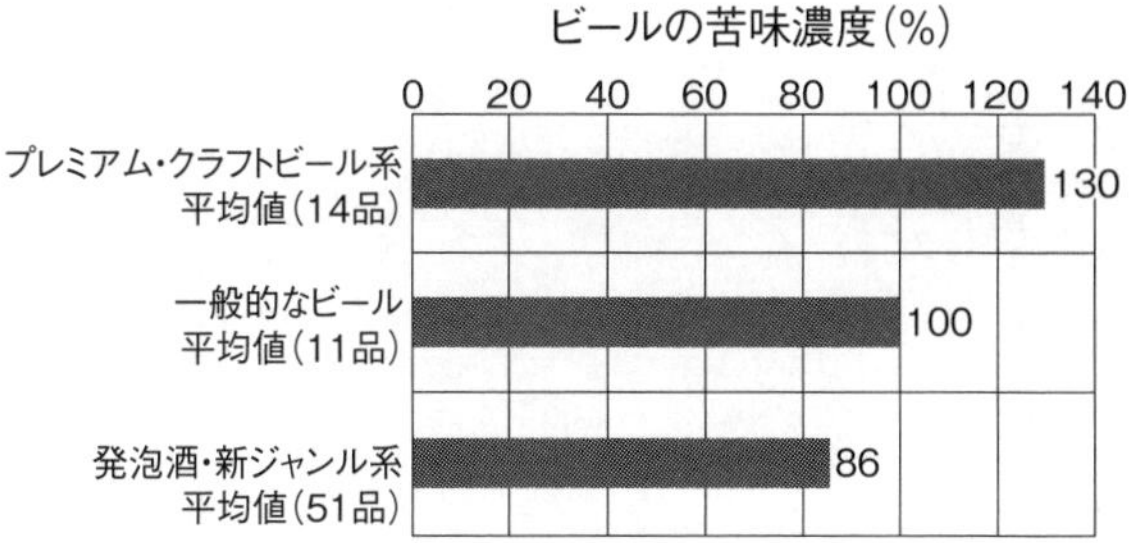

ルと向き合うことができます。これはいかに我々がビールの味わいのポイントは「苦味である!」と思いこんでいるかを戒めてくれる体験でもあります。この「甘味を感じないギムネマ舌」はさまざまな場面で活用できますので覚えておくと良いでしょう。

ビールの苦味がどうしても苦手な方へ

さあ主役の苦味の登場です。苦味の強さや質でもビールの選択は変わってきます。

店頭にさまざまな種類が所狭しと並ぶビールですが、まずは「プレミアム・クラフトビール系」「一般的なビール」「発泡酒・新ジャンル系」の3種類におおまかに分けて比較してみましょう。

図は一般的なビール11品の苦味の平均値を100%としたときの苦味濃度をしめした棒グラフです。20%異なると大多数の人が全然違う味と認識するレベルの差です。ちなみにプレミアムビールというジャンルはありませんのでビールの酒税範囲かつ値段が高いものや、メーカーがプレミアムと謳《うた》っている商品の総称ということで扱っています。

プレミアム・クラフトビール系のものは苦味が強いものが多く、発泡酒・新ジャンル系は苦味が弱いことがわかります。前者はホップが多く含まれるので、苦味が強くなっています。発泡酒・新ジャンルは、コスト的にホップを減らしていることや、カロリーオフや糖質、プリン体をオフするために除去しなければならない物質があることで、軽い味わいになっているのでしょう。発泡酒や新ジャンルで、軽い味の苦いものをつくれば、これまでにない新しい商品になるかもしれませんが、よくよく考えると苦い薬を水で飲んだときのような味わいで、バランスが悪いのかもしれませんね。

苦味が苦手だけれどビールにチャレンジしたいという方は、発泡酒や第三のビールとよばれるものを試してみると良いかもしれません。

三度注ぎは苦味を抑制する⁉

第三のビールや発泡酒ではなく、ビールを飲みたいというビール初心者の方におすすめの方法があります。なんと、ビールは注ぎ方でも苦味を和らげることができるのです。

キリンビールの研究結果によれば、泡を立てる（立て泡）ことによって、ビールの苦味成分（イソα酸）が泡の方へ移行し、液はまろやかな味わいになることがわかっています。巷《ちまた》では3度注ぎなどが流行っていますね。これは、注ぎ方で苦味をコントロールしているわけです。しかし、多くの飲食店では通常、生ビールの注ぎ方をコントロールできません。この方法は、「手酌」で加減できる瓶や缶のビールでおすすめの方法です。

この方法で注いだビールを実際に味覚センサーで測定してみると、苦味が約19%（大多数のヒトが苦味の違いを認識できる濃度差）も減少していることがわかりました。苦味をそのまま感じたときのほうが良いか、苦味を泡のほうに抜いたほうがいいかは完全に好みです。その時の気分や食事のシーンで変えられますので、臨機応変に対応できると食の選択の幅が広がることでしょう。

温度でも苦味の感じ方は変わります。

ビールのおいしさを味わえないため、おすすめはしませんが、冷やしていないビールを

舌の味蕾の分布

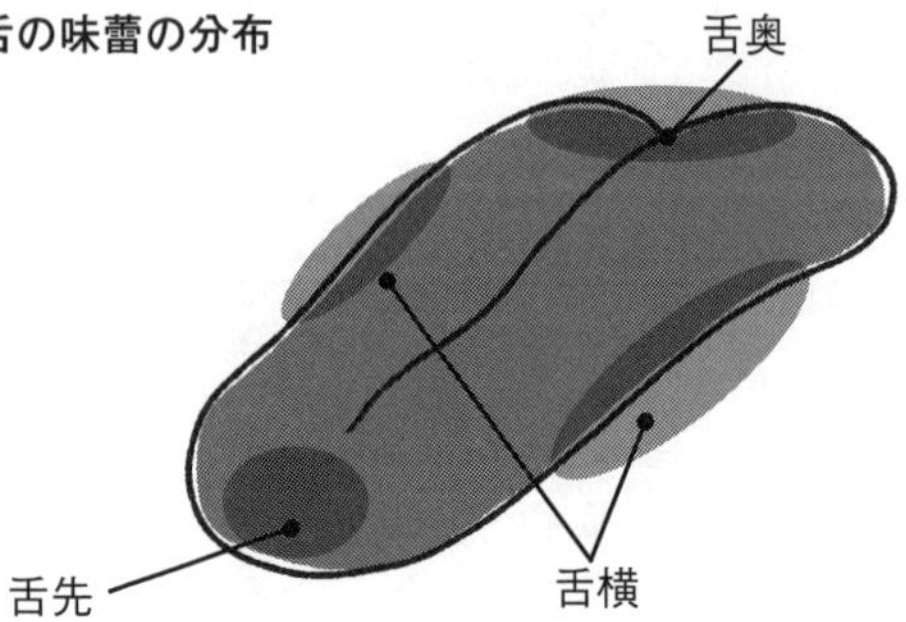

飲んでみてください。冷やしたものにくらべ、苦いことがわかります。酸味や塩味は、温度の変化をあまり受けない傾向にありますが、うま味・甘味・苦味は、体温と同じくらいの温度のときに強く感じます。温かいと味を感じやすいのは、味の伝達に体内の酵素が関与し、多くの酵素が体温付近で活性化しやすいからといわれています。逆に、夏によくあるキンキンに冷やしたビールの苦味をあまり感じないのはそのためです。もちろん冷たい飲み物やデザートを食べていると舌の温度が冷えて味覚感度が低下してしまいますので、温かい飲み物で戻してあげるのも、食事をおいしく食べるテクニックの一つです。

飲み方でも味をコントロールすることは可能です。苦味が苦手な人ほどビールをちびちびと飲むかと思いますが逆

普通の飲み方

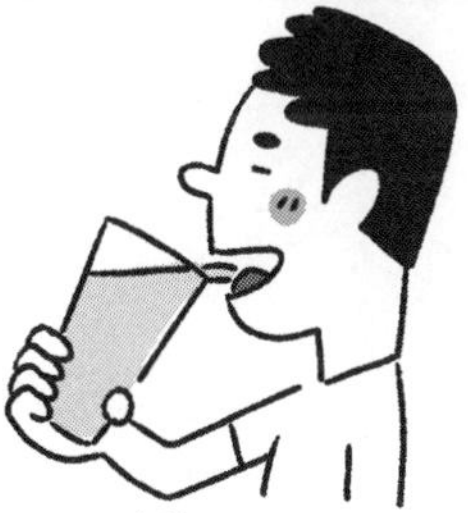

全体にあたる。

ゴクゴク飲み

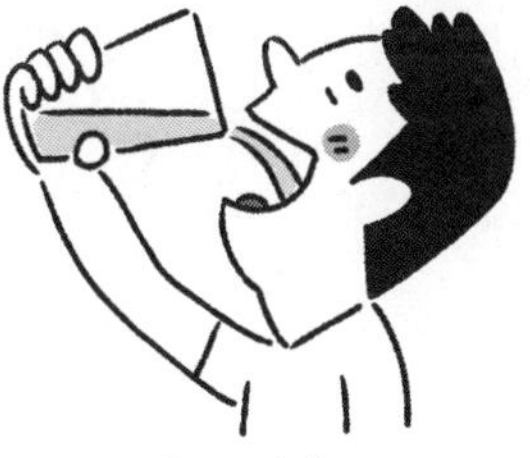

喉に一直線。

効果です。思い切ってゴクゴクと飲んだほうが苦味を感じにくい傾向にあります。どのようなからくりが潜んでいるのでしょう。

実は、舌には味を感じやすい部分があります。舌先・舌横・舌奥には味蕾《みらい》が多く存在し、舌の中央にはほとんど味蕾はありません。舌中央には痛覚の神経も少ないことから熱さにも鈍感で、猫舌でない方はここをうまく使って熱いものを飲んでいます。

ごくごく飲みは、苦味を感じにくい！

さあ実際にビールを飲んでみましょう。うまく舌の動きと液体の流動を感じながら飲んでみてください。飲み物の量や種類、グラスの厚みや大きさ、つかみ方などによって、舌の動きや顎《あご》の角度、手の角度が変わることがわかるでしょうか。

舌以外の味蕾の分布

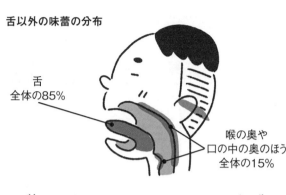

これをうまく応用しましょう。つまり舌先を使わず（舌先を下前歯の裏に隠し）、あまり味の感じない舌中央に液体を落とし飲み込む「ゴクゴク飲み」は、自然と味が薄く感じるのです。

ゴクゴク飲みのコツは、

①グラスは細いものか長いものを使う（ジョッキやコリンズグラスなど）

②グラスの角度を大きく傾けることのできる量を入れる

③グラスのカーブを生かす

の３つ。細いグラスから勢いよく一直線に、舌から喉元めがけて流れ込ませます。海外ではビール１本に専用のグラスが１つ用意されていることもあります。そのビールの特徴をグラスで最大限に生かそうと設計されているのです。

しかし、このゴクゴク飲み、苦味を感じないために、ついつい飲みすぎてしまうので、気をつけたいところです。

ビールは「のどごし」という方も多いかと思います。実は我々は軟口蓋《なんこうがい》や喉にも味蕾が存在し、味を感じることができているのです。付近の部位を意識し、感じようとすると確かに味がしていることがわかると思います。普段は意識していないかもしれませんが、この喉からの味の情報も取り入れることでより奥深いテイスティングが可能となってきます。

苦味をコントロールする方法はまだあります。ビールのおつまみを想像してみてください。唐揚げやぎょうざ、フィッシュアンドチップス……結構しょっぱいものや脂っこいものが多いですね。塩味を代表する化合物の塩化ナトリウムのナトリウムイオンは苦味を抑制する効果があります。よく、野菜を塩でゆでるのは、下味をつけるためだけでなく、苦味の抑制も狙っているのです。現在では、品種改良が進み、野菜の苦味を感じることはあまりありませんが……。

油脂は舌をコーティングするため、苦味物質が舌に直接触れにくくなります。さらに、苦味物質はどちらかというと油脂に溶け込みやすく、これも苦味抑制の効果があります。

大手ビールメーカーの測定結果

さあ、前置きが長くなりましたが、大手ビールメーカーのビールをデータで読み解いていきましょう。

事前のアンケートでは、スーパードライが27%、ついで一番搾りが18%、ヱビスビールとザ・プレミアム・モルツがそれぞれ12%、黒ラベルが9%という結果となりました。

改めて各社ビールの味わいのバランスを見てみましょう。使用データは2020年春に測定したものです。

90品のビール系商品（プレミアムビール、発泡酒・新ジャンル系など含む）の平均値を基準（ゼロ点）としてどのくらい味が違うかを統計的にしめしています。

アサヒスーパードライは酸味由来のキレが特徴的で、苦味などの味わいは控えめで持続性が弱く、ライトな飲み口のためにスッキリ、とまさにアサヒ特有のドライといったバランスではないでしょうか。

大手ビール4種の味データ

アサヒ

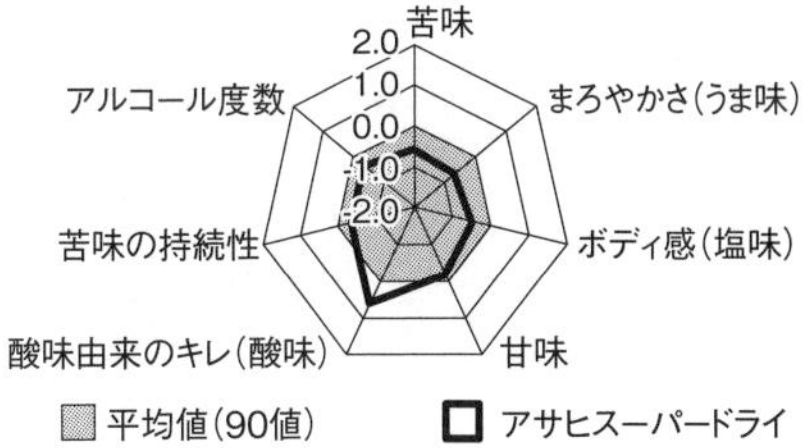

キリン

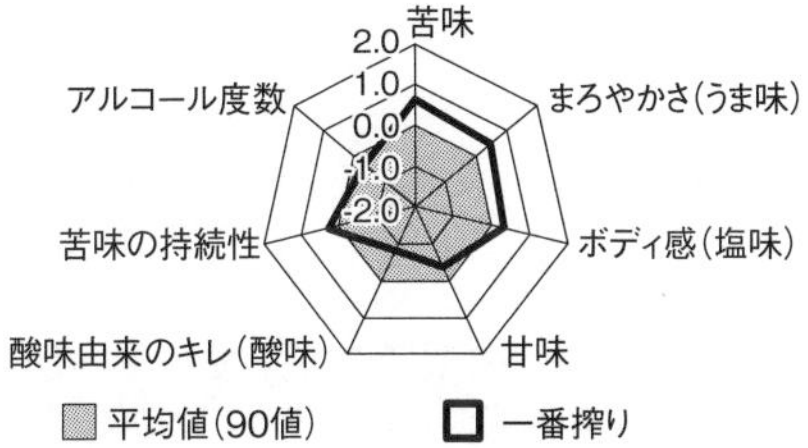

サントリー

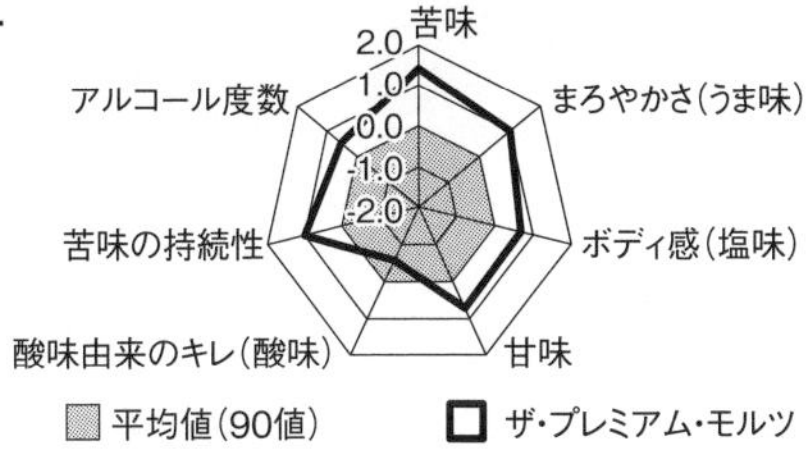

サッポロ

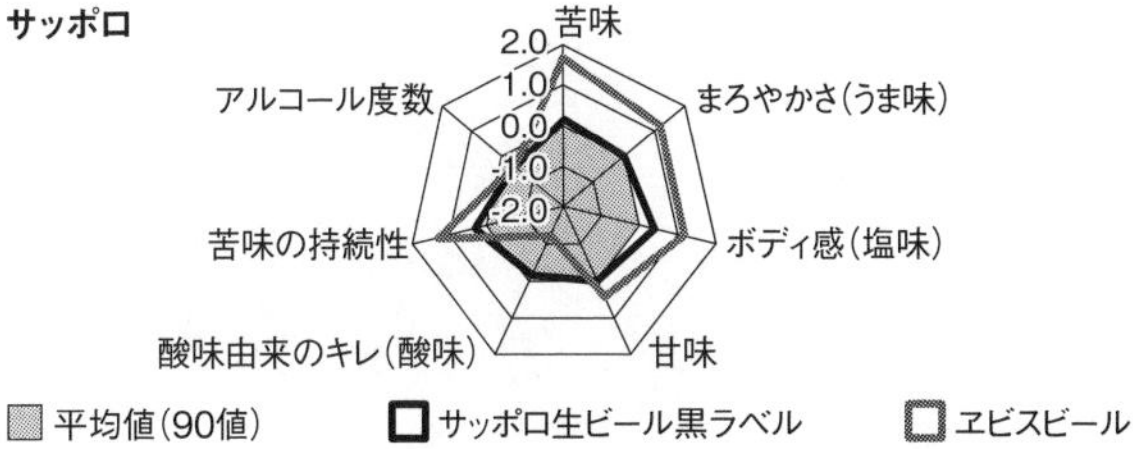

キリンの一番搾りは苦味やまろやかさ、ボディ感がしっかりしており、苦味の持続性もあることで、比較的どっしりとした味わいです。

サントリーのザ・プレミアム・モルツは、プレミアムと冠するだけあって、さまざまな味わいが強く、甘味ややや高いアルコール度数も飲みごたえに通じているのでしょう。

サッポロが誇るプレミアムの元祖ともいえるヱビスビールも苦味やボディ感などが強く甘味がやや弱いため、ザ・プレミアム・モルツよりエッジの利いた濃厚な味わいでしょう。一方、同じくサッポロの黒ラベルはスーパードライと一番搾りの中間のような味わいとなっています。

味タイプと照らし合わせて考えてみましょう。スーパードライは塩酸っぱタイプ、一番搾りは甘旨タイプ、プレミアムモルツは苦旨タイプ、ヱビスビールは苦酸っぱタイプ、黒ラベルは甘甘タイプ、甘塩タイプの方の好みに合うはずです。しかし、これもまた、必ずしもぴったり合うわけではありません。初めて飲んだのが一番搾りだったから、父のお気に入りがスーパードライだったから、など、いろいろな要因も相まって、味タイプとは異なる銘柄を好んでいる可能性もあります。

人は飲んでみて好みだった場合、その記憶がずっと残り同じ銘柄を選択しがちです。されど日本を代表するピルスナービールだけでも、いつもは手にしないとしても、飲んでいただくと新たな発見があるのではないでしょうか。

注ぎ方や飲み方、グラスを変えたり温度を変えたり、おつまみを変えたり……一つの銘柄に絞ってもさまざまな味わいパターンを堪能できます。そしてビールはつくり方によって100種以上にも分類されます。もうビール好きになってしまったら最後、底なし沼にはまったような体験が待っているのです。でも、泥酔しての苦い酒にはくれぐれも注意しましょう。

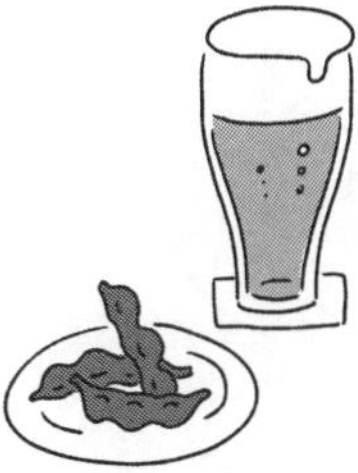

ハンバーガーはマック？　ロッテリア？　モス？

ファストフードの代名詞でもあるハンバーガー。低価格で十代の若者にも、オフィスワーカーのランチにも人気で、さまざまなキャンペーンや新作を続々投入し、我々を飽きさせない魅力的な食べ物です。チェーン店以外でも、最近ではコンビニエンスストアもハンバーガー商戦に乗り出しています。

シンプルなハンバーガーはパティ、バンズ、ピクルス、玉ねぎ、ケチャップ、マスタードで構成されています。たったこれだけの材料でつくられたハンバーガーは、なぜ世界中の人々を魅了するのでしょうか？

なんといっても、「ほおばるおいしさ」！

ハンバーガーは、ガブリ！と噛《か》み付いて、遠慮なしに上下の前歯から犬歯を大いに使って味わいます。

実はその「ガブリ！」は、安心なしにはできない食べ方です。恐る恐るどんな食感がするか、異物がないか……そんなことを考えながら食べたら、ハンバーガーのおいしさは台無しですね。人間の口の中はとても繊細で、大きさ0・5㎜程度のものを舌のうえにのせても「物体」として感じることができる精密機械を凌駕《りょうが》する能力を持っており、細い髪の毛でさえも、口に入ればすぐにわかり、嫌悪感を抱きます。

ですから、なんとはなしにしている「ガブリ！」が躊躇《ちゅうちょ》なくできるのは、やや大げさかもしれませんが、ハンバーガーを提供する企業が日々信頼を積み重ねているあかしなのです。私たちが過去に〝ハンバーガー〟なるものを食べた経験を持っていることも、かぶりつける理由です。逆に、食べたときに不快な思いをすると、トラウマとなって、その食べ物自体も避けるようになりますね。

さて、バンズをほおばったときのことを想像してみてください。

厚みのあるハンバーガーを噛みちぎり、そのひとくちが口の中で押しつぶされ、圧縮され、ついには破断し、そこからパティや具材のそれぞれ異なる食感・味が口の中に広がっていきます。いわゆるフィンガーフードの類（サンドイッチ、ホットドッグ、おにぎり、寿司……）は、ひとくちでいろいろな味が展開されるものが多いです。

人のひとくちの量は、液体で20㎖程度、ご飯で10ｇくらいですが、ハンバーガーのようなフィンガーフードは、それよりも多くの重量・体積をひとくちで入れ込んでいます。箸やスプーンなどで食べるときよりもひとくちが大きいというわけです。

たくさんほおばることで、口の中で風味がより、色濃く生み出され、その味を最大限楽しむことができます。礼儀作法の点では、口にものをいっぱい詰め込んで食べることは下品とされていますから、箸やスプーンを使った食事では、なかなか体験できない食べ方ともいえるでしょう。

また、ハンバーガーは高さのある層状で、さまざまな食感のものが間にはさまっているので、食べるときに歯神経から伝達される咀嚼《そしゃく》音（低音で聞こえないものも含む）や感触は、不均一になります。不均一であることは、不快ではなく、食べるときのアクセントになり、ある種のおいしさとして受容されます。

ハンバーガーは、「ほおばるおいしさ」、段々と口内で食材の味が混じり合い変化する「展開するおいしさ」、そして、さまざまな食材が積み重なることで感じる「不均一のおいしさ」が同居している食べ物だということです。

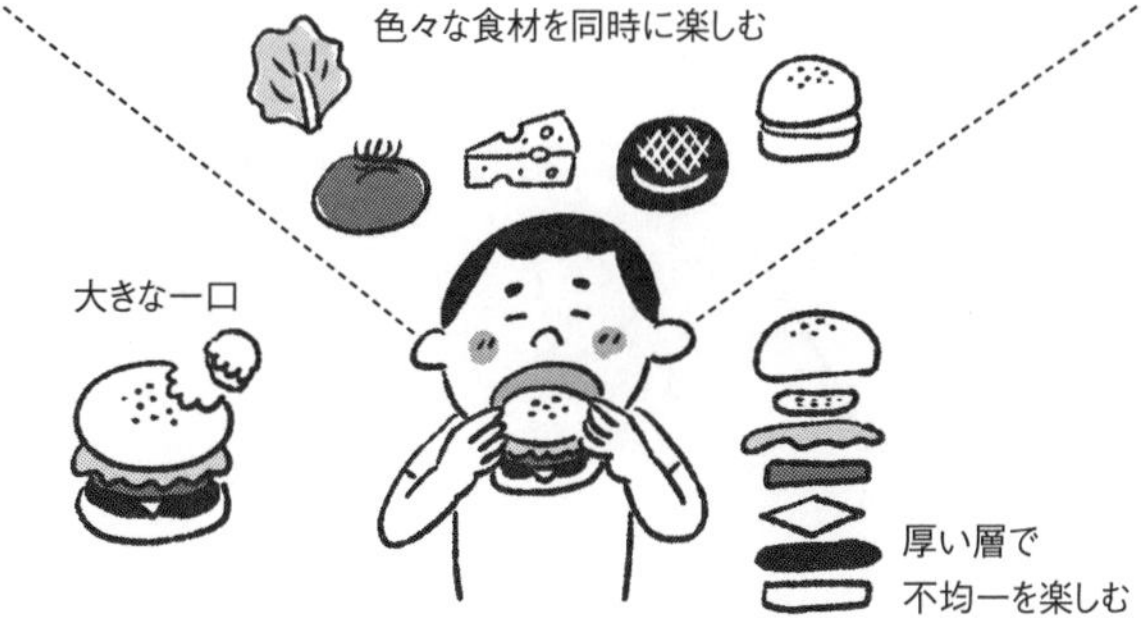
色々な食材を同時に楽しむ
大きな一口
厚い層で
不均一を楽しむ

ハンバーガーを食べているときの状況を詳しく一つひとつ見ていくと、とても複雑です。

ほおばり、噛みちぎったものを、今度は臼歯ですりつぶし、唾液とともにやわらかいパティや調味料の味わいを抽出、舌側面にある味蕾《みらい》が集中する葉状乳頭等にこすり合わせて味を堪能します。さまざまな香気成分も咀嚼されることでどんどんとにおいが口内で揮発し、風味が最大化していきます（フレーバーリリース）。そしてリズミカルな咀嚼の間、鼻から小さな息が出続けるので、口中香の変化を香りの面でも存分に楽しめます。ほどよく食塊が形成され風味が最大化すると、ついにごくりと飲み込まれます。飲み込んだ後も小さな息が鼻から抜けていきます。このように、口の中では複雑なことが行われており、おいしさはさまざ

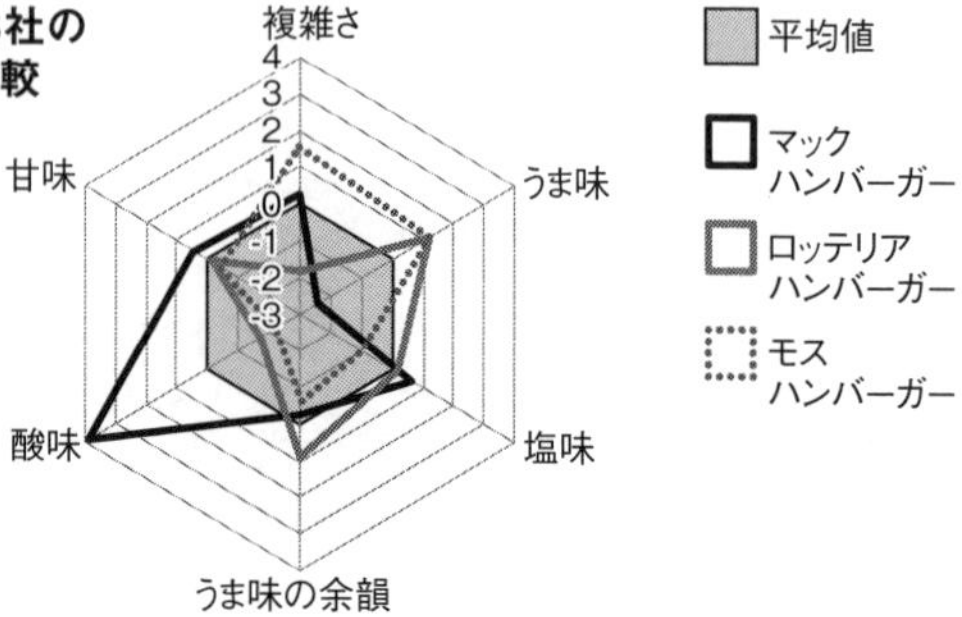

チェーン3社の
味わい比較

まな要素から生み出されているわけなのです。

マック vs. ロッテリア vs. モスバーガー

そんな複雑な味わいを持つハンバーガーは、主にチェーン3社が競合していますね。

「マクドナルド」「ロッテリア」「モスバーガー」です。

この3社のハンバーガーについて、好きなものをアンケートで聞きました。なんと、モスバーガーが49%、マクドナルドが38%、ロッテリアが3%となりました。子どもだけを対象にしたアンケートだったら、また違う結果になっていたかもしれませんね。

それでは、早速、各店舗のハンバーガーの味わいを見てみましょう。

マクドナルドは酸味が強く、ケチャップやピクルスなどの味わいが特徴的であるため、イメージよりも実はさっぱりとした味わいです。もう一つ食べられるような飽きの来ない味わいともいえます。人によってはやや苦手にもなる酸味が、意外にも強いのですが、チーズバーガーになれば、チーズのうま味が足されて、ちょうどよく緩衝されるとも考えられます。

ロッテリアは、うま味中心型で、後味のうま味も強いタイプです。五味の複雑さはなく、まろやかで満足感の強い味わいでしょう。

モスバーガーは、五味が複雑で、パティの肉の味わいだけでなく、野菜などの素材由来のうま味を楽しめます。後味はあっさりとしたタイプです。


続いてハンバーガーの命ともいえるパティについて詳しく見てみましょう。

3社のパティの硬さ、歯ごたえ、厚さをくらべてみました。

硬さは単純に押したときの硬さをしめしています。歯ごたえは、噛みちぎるまでにどれだけの力が必要かをしめしています。

マクドナルドは最も硬く、歯ごたえもあるものの、最も薄いことがわかりました。似た

パティの硬さ比較

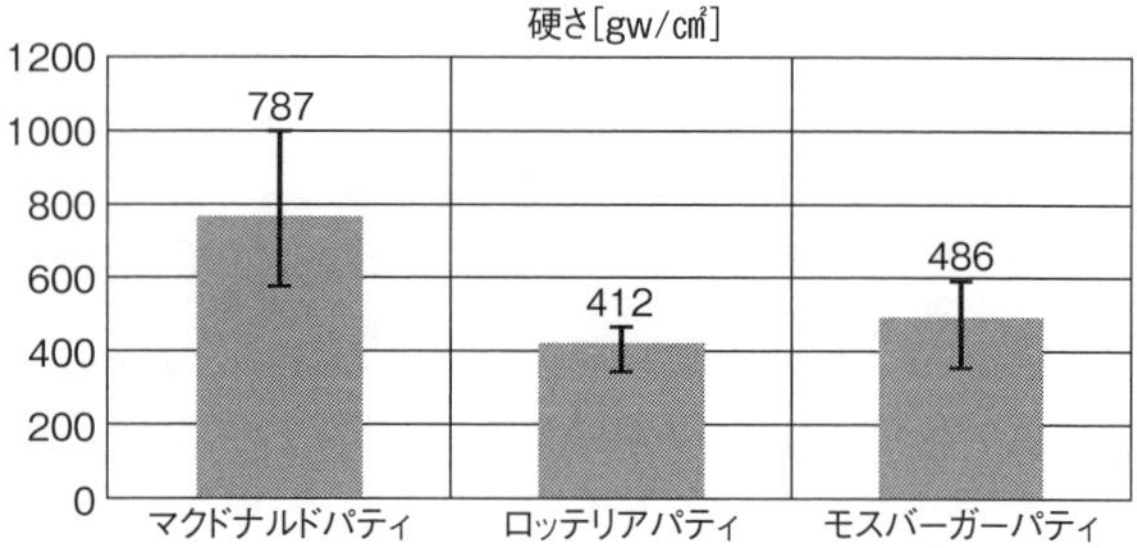

パティの歯ごたえ比較

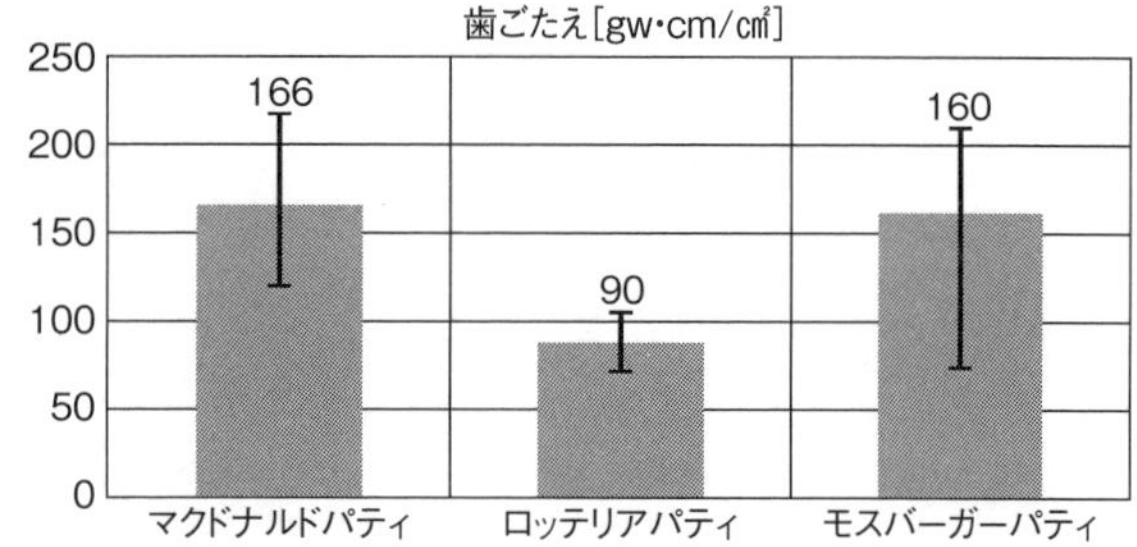

パティの厚さ比較

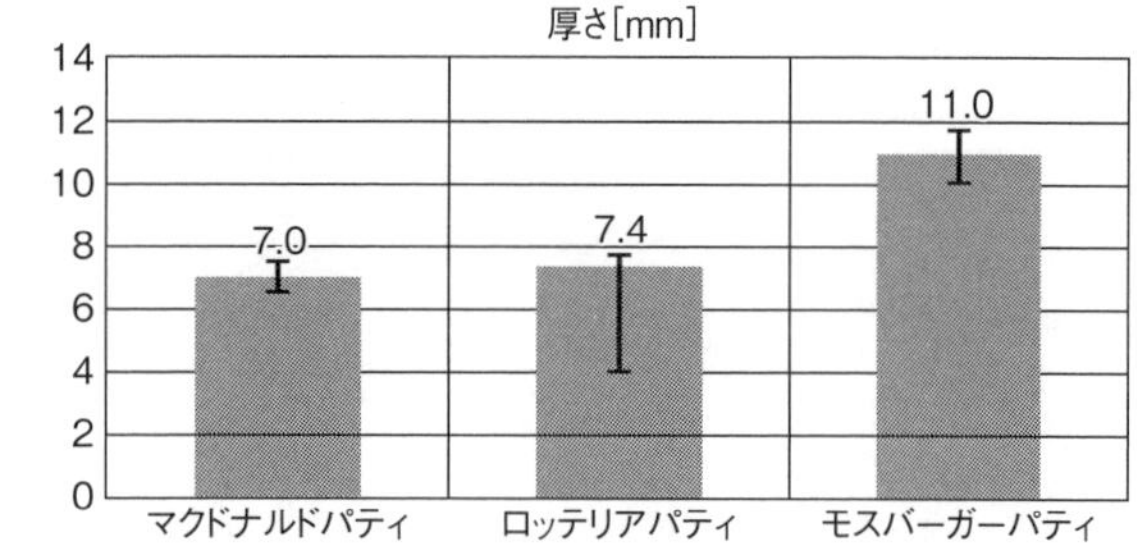

厚さのロッテリアとくらべても、独特の食感を実現していることがわかります。一方、モスバーガーはやわらかめです。

つまり、マクドナルドやロッテリアのパティは、薄くもしっかりとしていて、モスバーガーはやわらかさを重視していることがわかります。モスバーガーはやわらかいものの、厚みがあるために、噛んだときの歯ごたえも感じることができるということが、このデータから読み取れます。


初期のモスバーガーのパティは牛・豚混合でした。つまりこれは日本人の好きな〝ハンバー「グ」〟です。豚を混合することでパティのやわらかさや保水量が増してジューシーになり、豚のうま味、豚脂による独特のコクも出てきます。

また牛独特のにおいも低減されるため、万人受け、つまり食べやすさが向上し、当時の日本のハンバーガー文化の広まりを加速したことでしょう。現在では牛パティですが、部位やつなぎなどの配合を工夫し、以前のハンバーグのような日本人受けする食感をつくりだしているのではないかと考えられます。

ハンバーガーのパティに牛肉を使うのは、ハンバーガー発祥の地であるアメリカの伝統であるゆえに、なかなか覆せないところではありますが、テリヤキマックバーガーのパティは豚肉が主原料であることからも、商品やその地域性などによって、伝統との使い分けが重要なことがわかります。

ハンバーガーを語るうえで忘れてはいけないのが、ピクルスです。

甘酸っぱくて、独特のにおいがあるピクルスは、苦手な人もいます。友達や家族にピクルスをあげたり、もしくは、もらったりしたことがある方も多いのではないでしょうか。この独特のにおいは、ディルというハーブによるもので、日本人にはあまりなじみがないために、苦手になる人も多いということが考えられます。逆にハンバーガーを食べて、あの風味が忘れられずピクルスが好きになった人もいるのではないでしょうか。

ビーフパティの中に感じられる小さな巨人「ピクルス」の風味は「コーラ」の中でも取り上げた隠し味、もとい隠し風味（味＋におい）の一つでしょう。

味タイプ分けでは、マクドナルドは塩酸っぱタイプ、苦酸っぱタイプに、ロッテリアは甘甘タイプ、甘旨タイプ、甘塩タイプに、モスバーガーは苦旨タイプに好まれる傾向があるでしょう。

ハンバーガーの未来

最近では未来を感じさせる「ソイミート」とよばれる製品が多く出てきました。

インバウンドや宗教的な理由、健康志向などさまざまな需要を見越して、本格的な大豆肉食品の開発が行われてきています。数年前までは、食べたらボソボソして、大豆の青臭さ・酸化臭・加熱臭・ナッツ香などがする、肉ではないことがバレバレの物体でした。

人はおもしろいもので、大豆が入っていると聞くと、「大豆感」にものすごく集中して食べ、少しでも大豆を感じたら、「やっぱり大豆だよね」と結論づけてしまいます。しかし昨今、日本の企業の手掛ける大豆肉食品はだまされたようで悔しい気分ですが（笑）、そのような大豆感はなく、肉と認識してしまうほどにレベルを引き上げてきています。

ソイミートは、ステーキなどの一枚肉の長い繊維感をつくらないで良いハンバーグには非常に適しており、高いレベルに達しています。

ロッテリアとモスバーガーでは、既にこのソイミートに目をつけて、〝ソイパティ〟を

ソイパティの硬さ比較

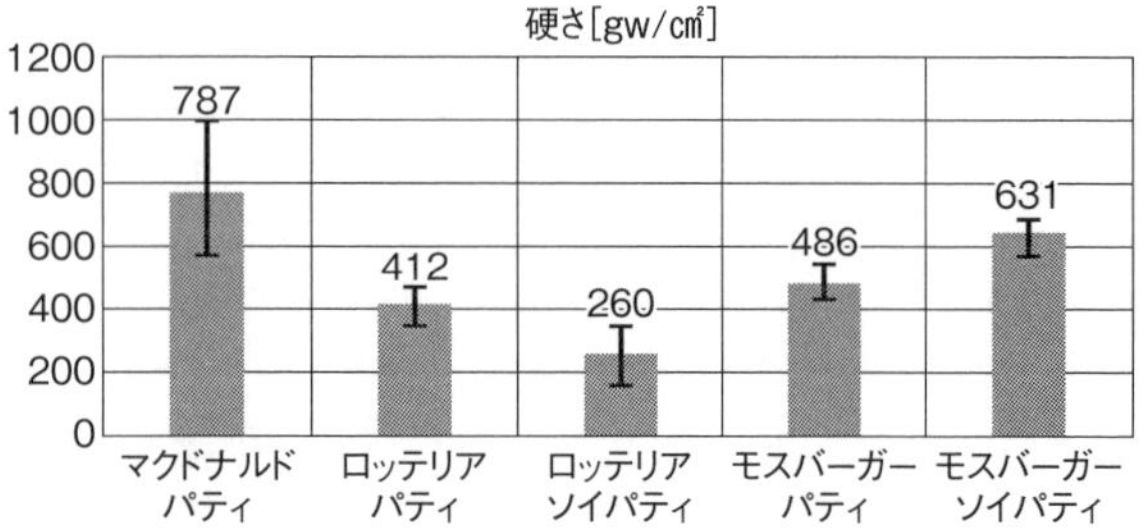

ソイパティの歯ごたえ比較

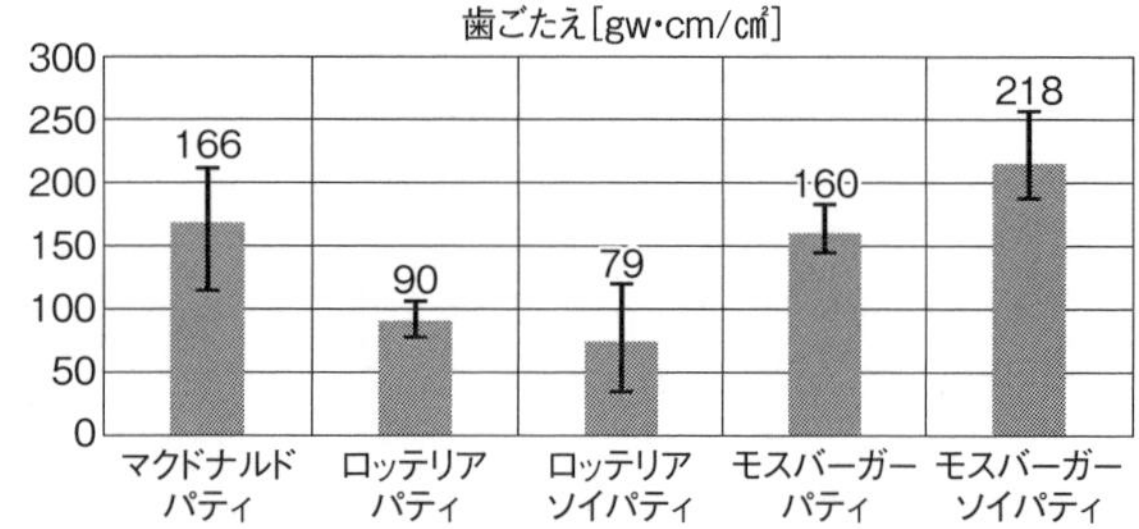

ソイパティの厚さ比較

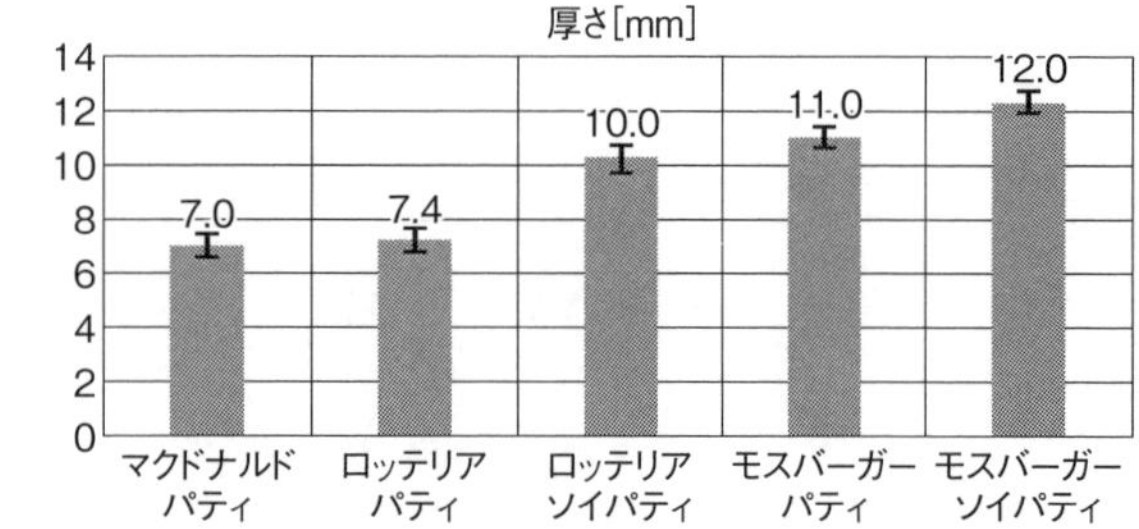

使ったバーガーを発売しています。食感を見てみましょう。

ロッテリアのソイパティは同社の普通のパティとくらべると、少しやわらかい傾向にあるようです。その分歯ごたえを補うように厚さがあることがわかります。

モスバーガーは硬さもあり、さらに厚さを出し、マクドナルドを超えるようなしっかりとした歯ごたえを実現しています。

なぜ、おいしい肉があるのにわざわざこのようなものをつくるのでしょうか。先程紹介した需要に加え、もう一つ、重要なメリットがあります。それは、「代替食」になりうる、ということです。

もし牛をはじめとした畜肉類が全滅したときに、大豆で似たようなものをつくりだすことのできる技術が今、まさに確立しようとしているのです。もちろん原料のスタートは大豆でなくても良いのです。今の大豆ミートのノウハウがあれば、他の材料から代替肉をつくりだす可能性も格段に高くなります。

「食べられる」という状況も人の特性やその置かれる状況によりさまざまです。健康を維持するための食事制限、金銭的な問題、そして地球環境……。それら問題に対して、解決策を増やすことが代替食の使命です。いつかはドラえもんの道具のように、簡単にさまざまな物質から食品をつくりだせるかもしれません。

そんな未来の食の始まりを我々は気軽に食べられるようになったことを考えると、ファストフードと簡単に片付けられないかもしれませんね。

代替食などの未来の食については、第三部で詳しく解説していきます。

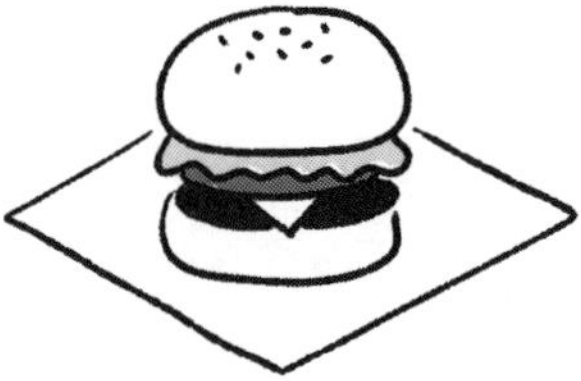

目玉焼きはソース派？ しょうゆ派？ それとも塩胡椒派？

パンやハンバーガーの間にはさまっていた――、焼きそば・ハンバーグ・ナポリタン・ガパオライスのうえにのっていた――。そんなとき、ちょっと幸せな気持ちになる目玉焼き。意外とさまざまな国でも愛されている、朝食の定番です。もしかしたら、一生で食べた料理の回数をカウントしたら、ほとんどの人にとって上位に入るかもしれません。

しかし、そんな身近な食べ物だからこそ、合宿や旅先であの〝派閥争い〟は勃発します。そうです。何をかけて食べるか問題です。人が自分と違う行動をとると違和感や興味を持たずにいられないのが人の性《さが》なのです。

その卵論争でも特に燃えがちなのが、目玉焼きではないでしょうか？ 卵はとってもおもしろい食材です。今回は、卵の食材としての特性についても、じっくり解説していきます。

まずは、目玉焼き論争の派閥アンケートをとってみましょう。しょうゆ派が50%と半数を占め、ついで塩派32%、ソース12%と続きました。

卵は自由度が高い

さまざまな国の料理に添えられるのだから、卵はそれだけ万能選手でもあるといえます。ときによってはデザートや菓子にもなります。なぜ卵はどんな料理にも合わせやすいのでしょうか?

逆に卵以外で「どんなものにも合わせやすい食べ物や飲み物」を想像してみましょう。すると、ご飯やめん、パンなどの主食、飲み物であれば水や炭酸水、お茶などが思い浮かぶのではないでしょうか。これらに共通しているのは「味やにおいが薄い」ということです。つまり味やにおいが薄いことで自己主張せず、他の食材と調和するのです。

実は味の個性が強いイメージのある卵も同様で、卵自体の味やにおいを改めて意識して食べると、ほとんど調味料の味に支配されてしまっていることがわかります。裏を返せば、いろんな味わいに変化することができる、自由度の高い食材ともいえます。

なぜ我々は、ご飯やパン、そして卵を他の食材にくらべ摂取することが多いのか。それは栄養学的な面をのぞくと、この味やにおいの薄さも要因なのです。

人は濃い味つけのものを食べると飽きが生じます。このことを「感性満腹感」といいますが、刺激が強い（味が濃い）ほど飽きが早くなります。つまりご飯などの主食は味が薄いので飽きずに食べ続けることができるのです。卵は自由度が高く、タンパク質界の主食ともいえる食材なのです。

しょうゆ＋卵白＝出汁の香り？

卵はご存知の通り、卵黄と卵白の2つに分かれます。卵黄には卵黄油ともいわれるリン脂質やビタミン類などが豊富でうま味物質も多く、弱酸性のpHをしめします。卵白はタンパク質が豊富で、リゾチームというタンパク質を含み、アルカリ性をしめします。両方混ぜると中性になるおもしろい性質を持っています。

目玉焼きの状態では、黄身と白身は分離していてそれぞれのpHは保たれています。たとえば紫キャベツや赤しそのふりかけなどを卵白部分に振り少し待つと色素がpHにより変化し、赤（酸性）から緑色（中性～アルカリ性）となります。

さて、なぜ先程からｐＨを気にしているのかというと、味の感じ方やにおいがｐＨで変化するからです。

うま味物質は中性付近で最大に感じることができます。つまりしょうゆやソースは酸性ですが、卵白と合わせることで中性寄りとなりうま味をより強く感じることができるのです。逆に酸性のままだと、うま味物質がイオン化できず、うま味をあまり感じられなくなります。

わかりやすい例を挙げましょう。唐揚げにレモン、とんこつラーメンに紅しょうが、ギョウザのタレに酢を合わせることがあります。これは、強めのうま味を抑え、さっぱり食べやすくすることができるからです。

もちろん全部酸味で消えてしまうのではありません。酸味は唾液（中性）などで中和されていきますので、よく噛《か》むことで、口内のｐＨが中性に戻ってきて、うま味物質がうまくイオン化します。段々とうま味を強く感じるようになり、むしろ口内の味の変化にリズムを与えてくれ、よりおいしく感じさせてくれるのです。

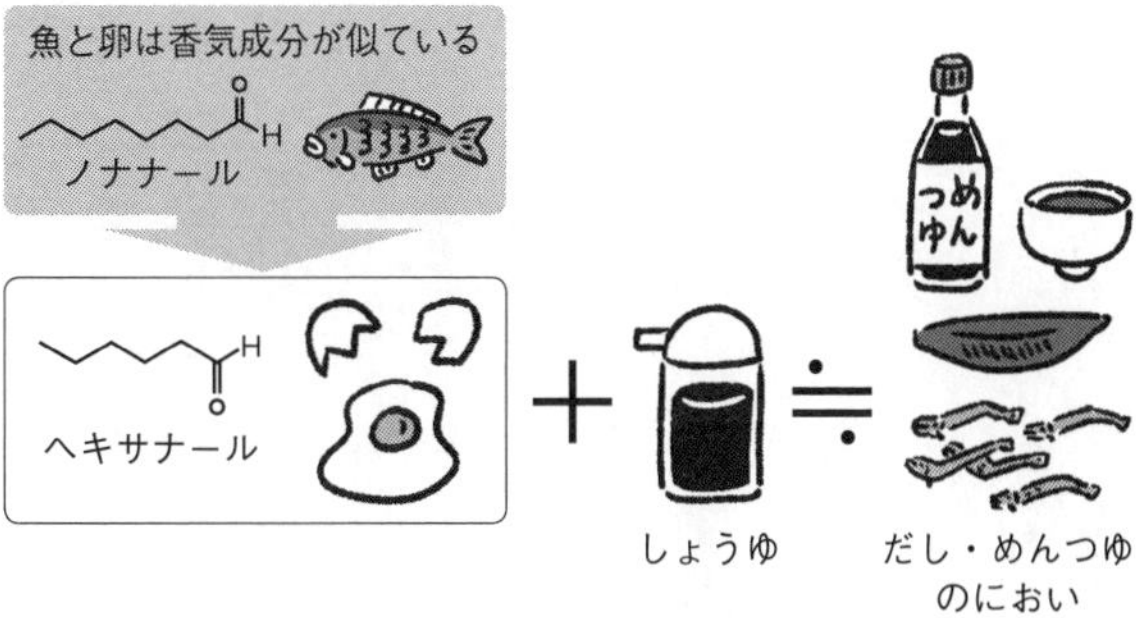

においについても考えてみましょう。酸性・中性・アルカリ性など、pHによって揮発しやすいにおい物質は異なります。たとえば、加熱した卵には、ツンとしたにおい、甘いにおい、ナッツのにおいなどさまざまな香気成分がふくまれていますが、特に卵白は食品の中でも珍しいアルカリ性ですので、合わせる食材によっては不思議なにおいを発するときもあります。卵白はタンパク質も豊富（タンパク質は＋や－の電荷を持ち、さまざまな物質を引き寄せる）なことからにおいを吸着し、抑制してくれる効果もあります。

特にしょうゆと卵白を合わせた場合、かすかな卵白由来の魚を思わせるような生臭いにおいが加わることで、出汁《だし》しょうゆやめんつゆのような香りに変化します。しょうゆにもにおいを抑制する成分が含まれていますので、刺身のにおいを気にせずに食べられるのは、しょうゆのおかげです。日本人は特に、出汁のにおいに敏感で、だし＝おいしいものと頭に刷り込まれています。だからこそ、刺身のおいしさをより感じるのでしょう。

おいしい塩分濃度は？

人にはおいしく感じる塩分濃度というものがあります。

うま味を最大限に際立たせる塩分濃度は0・6％といわれています。うま味が強い＝おいしいとはいかないもので、実際は食品重量に対して0・8〜0・9％がおいしく感じる塩分濃度といわれています。これは人の体液の塩分濃度に近いからといわれています。実際に、お吸い物や会席料理のような高級な料理では、この塩分濃度が多く使われています。

しかしながら、料理すべてにこの塩分濃度が通じるかといえばそうではありません。たとえば肉じゃがであれば、じゃがいもの表面を1・5〜2％ほどの塩分で味つけをすると、じゃがいもの塩分の染みていない中心部分と咀嚼《そしゃく》で均一化され、0・8〜0・9％あたりで口内を通過することになり、それでおいしいと感じるのです。

また、ラーメンのスープは濃いものだと2%を超える塩分濃度のものが少なくありません。めんとともに食べるのでスープは実際のめんに絡まる程度であるということ、脂や糖、過剰なうま味が塩分の感じ方を低減させる効果があるためです。このように、加工や食べ方が複雑になるほど、理論的においしい塩分濃度は変わってくるのです。

さて、一般的なこいくちしょうゆの塩分濃度は16%前後です。ウスターソースは半分の8%前後、中濃・とんかつ・お好み焼きソースは6%前後です。この塩分濃度を基軸に料理（味つけ）を考えてみましょう。

たとえばしょうゆを100使ってちょうど良い塩分濃度をしめすなら、ウスターソースでは最大2倍量用いることができ、ソースの香りやうま味・甘味・酸味、スパイシー感をより強くすることができるのです。

最近では減塩しょうゆというものがあり、これらの塩分濃度は6～8%と、通常のしょうゆの半分くらいの塩分濃度ですので、より多くのしょうゆを加えることができます。

また塩分濃度が低い調味料は、かけすぎても味の変化は比較的少なめですので加減がしやすいというメリットもあります。つまり塩分濃度は調味料の自由度の一つとして考えられるのです。

調味料の粘度によるコク

目玉焼きにしょうゆやウスターソースをかけると、弾《はじ》かれてしまうので粘度をつけた中濃ソースを好む人もいるようです。ソースの粘度は原材料由来のものやコーンスターチ、高級なものであればゼラチンなどでつけられます。

とろみ剤にはマスキング効果があるので、さまざまな味わいを多少なりとも弱めてしまいますが、味のまとまりを出し、なめらかな舌触りも提供してくれます。ゼラチンは例外で、うま味を強くすることも多く、牛の骨髄からとったボーンマロウもその一種で、ソースを加えてとろみをつけるとうま味の持続性が増強します。

とろみがつくと口内滞留時間も増えるため余韻を長く感じ、一種の「コク」を味わうことができます。よく「コク」があるといいますが、コクの定義は非常に難しく、味、におい、食感に関わる物質が厚み・広がり・持続性などを与える感覚のことを指します。

ランダムな刺激を与える塩と敵に回したくない胡椒

塩は、結晶の大きさで溶け方が異なり、味も変わります。たとえば同量のコーヒーシュガーと氷砂糖では、口内での溶け方、つまり味を感じる速さや広がりが違いますね。塩も同じで、単純に表面積の多い状態、つまり粒が細かければ、溶けやすいので、味を強く感じます。

ポテトチップスは表面に塩が振られているので、塩分が多そうに感じますが、スープのようなある程度の塩分濃度がないとおいしく感じないものと比較すると、意外と塩分は多くないのです。

なぜ、しょっぱそうなポテトチップスの塩分がスープよりも少ないのでしょうか。これは、塩が舌に100％の濃度でくっつき、舌でダイレクトに塩味を感じるからです。視覚的にも、塩を味わったという満足感を得ることができます。

これを利用し、塩の表面を加工したおもしろい塩もあります。スプレードライ（濃い食塩水を霧状に吹き付けて乾燥させる製法）などで結晶化した塩は、トゲトゲの形状で表面積も大きく、溶けやすいことからすぐに舌表面の唾液に溶解し、味を強く感じることができます。またゆっくり形成した硬い結晶の岩塩などは、舌上で溶けづらく、マイルドな塩味に感じます。さらに、結晶がだんだん溶けたり、咀嚼したりすることで「不均一のおいしさ」というのも提供してくれます。味のアクセント、というやつです。目玉焼きや、お肉などにミルでバリバリっとふりかけると、さまざまな大きさの塩がランダムに舌にあたり、味のリズムの変化や満足感を与えてくれます。

もちろんさまざまなミネラルや不純物の入った食塩はそれらの効果でよりマイルドに感じます。塩をサラサラに保つための炭酸カルシウムや炭酸マグネシウムが入っている塩はpHがアルカリ性であるために、アルカリ性の香りが揮発しやすくなるので、元々生臭いものに使うのは注意が必要です。

蛇足ですが、塩の味くらべをするときに、塩味をずっと舐《な》めていると差がわからなくなります。たとえば、被験者に事前情報なしに同じ塩を何度も舐めさせていくと、1品目より2品目……n品目のほうがマイルドに感じます。これを味の順応とよびます。順応は特に塩味、甘味、うま味で起こりやすいです。そして濃度が濃ければ濃いほど順応しやすくなります。たとえば甘いお菓子を食べた後にフルーツを食べると酸っぱく感じるのは、甘味に順応し、酸味しかわからなくなるためです。

塩の相棒である胡椒《こしょう》は塩の物足りなさ、つまり低濃度の塩分の感じ方を底上げしてくれるため、確かに減塩効果があります。しかし高濃度塩分溶液に胡椒を入れると逆に薄く感じます。胡椒は、正確な塩分濃度をわかりにくくする効果があり、黒胡椒のほうがその効果は強いといわれています。そのためしょっぱすぎる食べ物を食べられるようにする効果がありますが、健康面を考えると、あまり多用したくない方法です。

ラーメンを食べるときに一口もスープを飲まずに胡椒をかけていませんか？　胡椒に塩分過剰摂取の片棒を担がせないようにしましょう。

トウガラシも同じ効果を示します。タバスコを代表とするホットソースにあまりしょっぱさを感じないかもしれませんが、実は、2～3％程度の濃度の塩分が含まれています。

しょうゆ、ソース、塩胡椒。それぞれの味覚数値は……？

これらを踏まえて、それぞれの派閥がどういった部分をおいしいと感じているのか、考えてみましょう。

しょうゆ派は、しょうゆと卵白で形成される、めんつゆのような香りを好ましく感じていると考えられます。出汁といえば和食、そして白いご飯！　という純和食志向の方に好まれているといえるでしょう。味タイプでは、甘甘タイプ、甘塩タイプ、塩酸っぱタイプがあたります。

ソース派は、どうでしょうか。しょうゆよりも塩分が少ないので多めにかけることができ、風味を抜群に楽しめ、絡みやすい。ご飯よりも食塩の含まれている食パンと合わせると、ほどよい塩分濃度になりやすいでしょう。酸味が苦手な方はソース派にはなりにくく、また、ソースは育った文化圏にも左右されます。味タイプでは甘旨タイプと苦旨タイプです。

塩胡椒派は、塩のはっきりとした強さと、ランダムに舌に触れる塩味のリズム感を楽しむ食べ方です。塩分が最も少なくて済みますが、胡椒を使いすぎると、塩分を過剰摂取することもあるので、注意が必要です。シンプルに素材を楽しむ食べ方ですが、卵の硫黄臭などが最も際立ちます。味タイプでは、苦酸っぱタイプにあたります。

目玉焼き一つでも、そのおいしさにはさまざまな原因が絡み合ってきており、「何をかけるか論争」が起きても仕方がないのかもしれませんね。おいしさに国境はなく、それぞれの良いところを理解するのが大事ですね。

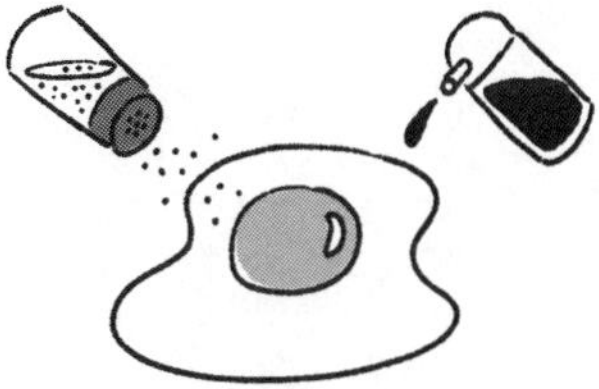

食卓の論争「卵かけご飯」

日本人は、当たり前に生卵を食べますが、実はこれ、世界的に見るととってもまれなことなのです。安全な卵をつくり、洗浄し、出荷する養鶏家の方々に感謝せねばなりません。日本の安全な卵は、世界でも信用があつく、食用殻つき鶏卵として、香港を中心としたアジア市場へ向けて、年々すごい勢いで輸出が増加しています。製菓でも卵は生で使用されますから、その需要の裾野は広いのです。

日本人の生卵好きは、コンビニエンスストアの品物からもうかがい知ることができます。カルボナーラや牛丼、ビビンバなどの弁当には、電子レンジ加熱をしても固まらない加工卵黄が鎮座しています。なかでも特におもしろいのは、卵かけご飯風のおにぎりでしょう。卵かけご飯は、フレーバーとしても需要があるほど、日本人に一番人気の生卵料理なわけです。

なぜ卵かけご飯は我々を魅了するのでしょう。

まずは簡単につくれるというところ。誰もがつくれて、さらに、調味料のちょい足しなど、好みのアレンジができ、自由度も高いです。そして卵が絡むことで生まれるのどごし。これはほとんど噛《か》むことをしない食べ物のジャンルで、お茶漬け以上に粘度があり、大和芋よりは低めで、卵黄の動物性脂肪（リン脂質）を感じられる独特の食べ物かもしれません。

意外にも無味な卵

卵のおもしろいところは、目玉焼きの項でも解説しました通り、〝思ったより味がしない〟ところです。タンパク質界の主食といったところでしょうか。そのためさまざまな料理で自由に活躍できます。

卵の持つ、味の緩衝作用も見逃せません。卵はよく辛い食べ物などに添えられ、味をマイルドにすることに使われますが、実際に苦味・渋み・辛み・酸味などをマスキングし、人にとって嫌な不快と感じられる味わいを包み込んでくれます。

苦味・渋み・辛みは脂溶性物質であることが多いですから、卵黄の脂質に溶け込みます。酸味は、特に卵白がアルカリ性のためｐＨ緩衝作用等によってマイルドに感じる事ができます。強すぎた苦味などは嫌われますが、隠し味程度の弱い苦味にすることができれば、人はそれをコクだと認識し、おいしく感じるのです。

実際に生卵をそのまま味わってみるとわかりますが、卵白と卵黄では、卵白にはやや塩味があり、卵黄は若干のうま味や脂肪の味があります。味の強さから相対的に主要なのは卵黄の味わいでしょう。

卵かけご飯は、しょうゆをかけてしまえばほとんどその味に負けてしまいますが、卵が酸味や苦味を包み込むので、しょうゆの味はカドがとれてまろやかになり、さらに、目玉焼きの回で紹介しためんつゆのようなにおいを生成します。こういったところが、日本人の嗜好性《しこうせい》を揺さぶるのかもしれません。

卵かけご飯3タイプ比較

卵かけご飯にはさまざまな食べ方が存在します。これがまた食論争を引き起こしていますね。ただしょうゆを混ぜてかけるだけ、とはいかないのです。代表的な卵かけご飯には次の3つのパターンがあります。

①全卵先混ぜタイプ……全卵にしょうゆをよく混ぜ、熱々のご飯にかける。

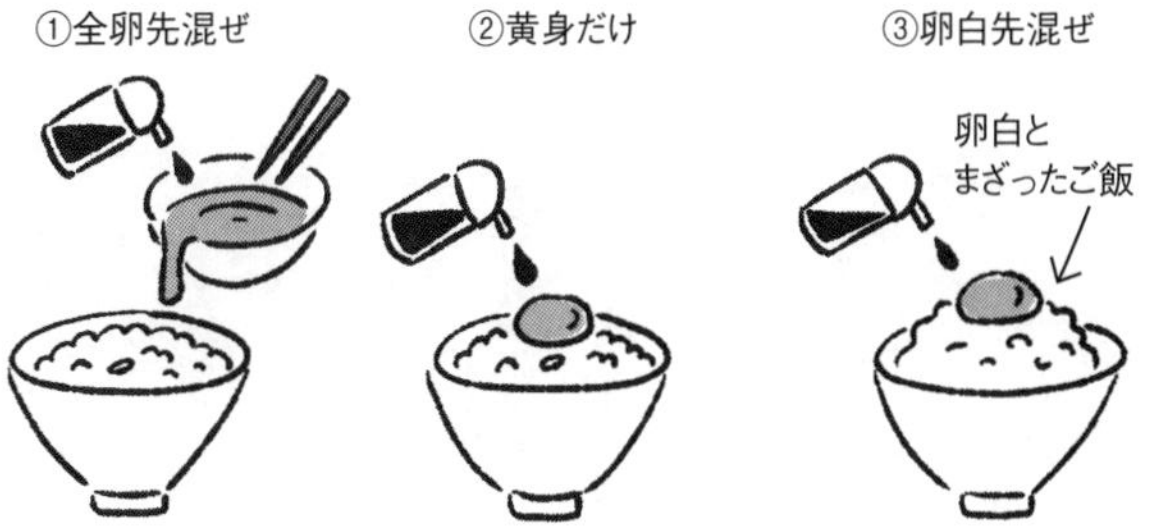

②黄身だけタイプ……黄身だけを熱々のご飯にのせ崩した後、しょうゆをかけて混ぜる。

③卵白先混ぜ、卵黄のせタイプ……卵白を熱々のご飯と混ぜ、卵黄をのせしょうゆをかける。

アンケート結果では、全卵先混ぜタイプが最も多く、ついで黄身だけタイプ、卵白先混ぜタイプと続きました。

これら3タイプの卵かけご飯を実際につくり、味覚センサーで「卵かけご飯の表面の味」を測定しました。さらに卵かけご飯に重要な食感も合わせて分析しています。材料はほぼ同じであまり差はないかと思われましたが、おもしろい結果が出ました。

まずは、「①全卵先混ぜタイプ」です。

しょうゆを混ぜ込むことで、その塩分により卵のタンパク質が溶けます。これを塩溶効果といいますが、一部のタンパク質が可溶化することで、溶いた生卵の粘度が下がり、サラサラになるので、ご飯と絡みやすくなります。また均一化していることから最初から最後まで一定のおいしさが楽しめます。

デメリットは、味の変化がないため飽きやすいところでしょうか。全卵のみを混ぜ込んで、ところどころしょうゆをランダムに垂らすことでそれを解決し、味の変化を楽しむのも良いかもしれません。

味と食感のデータを見てみると、味はうま味と塩味が特徴的で、食感はやわらかく、付着感がややありモッタリしているようです。しょうゆの酸味は、3タイプの中で最も弱く、マイルドに感じるはずです。

「しょうゆに酸味？」と思われるかもしれませんが、実はあるのです。発酵時にできるアミノ酸や乳酸などの有機酸によるもので、味を引きしめる低濃度の酸味が含まれています。

「②黄身だけタイプ」で、この酸味をより感じやすいかもしれません。

「②黄身だけタイプ」には非常におもしろい発見がありました。

①全卵先混ぜの味わいバランス

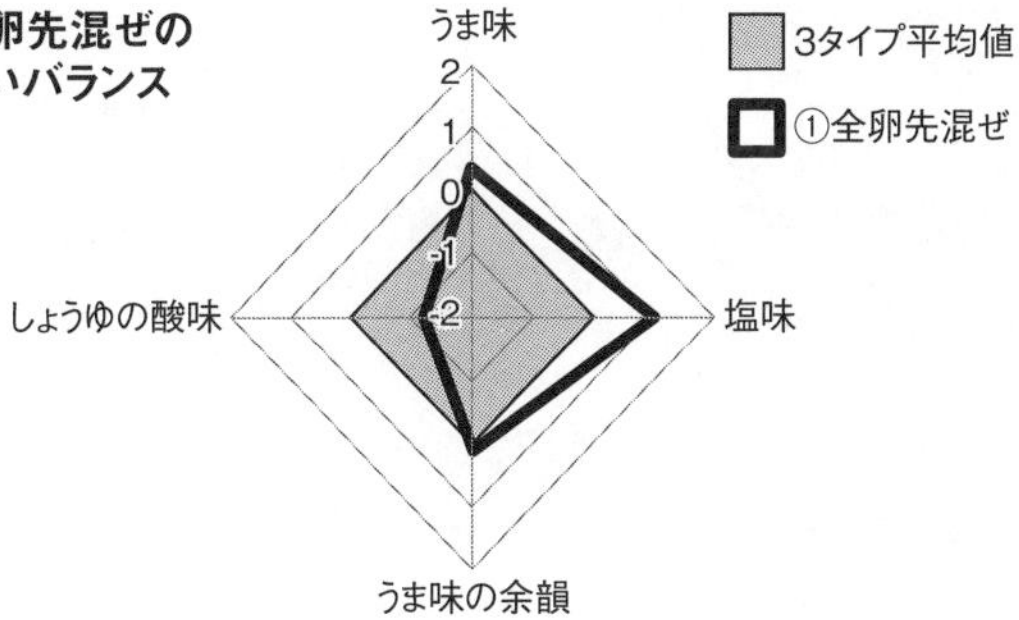

ご飯の硬さ

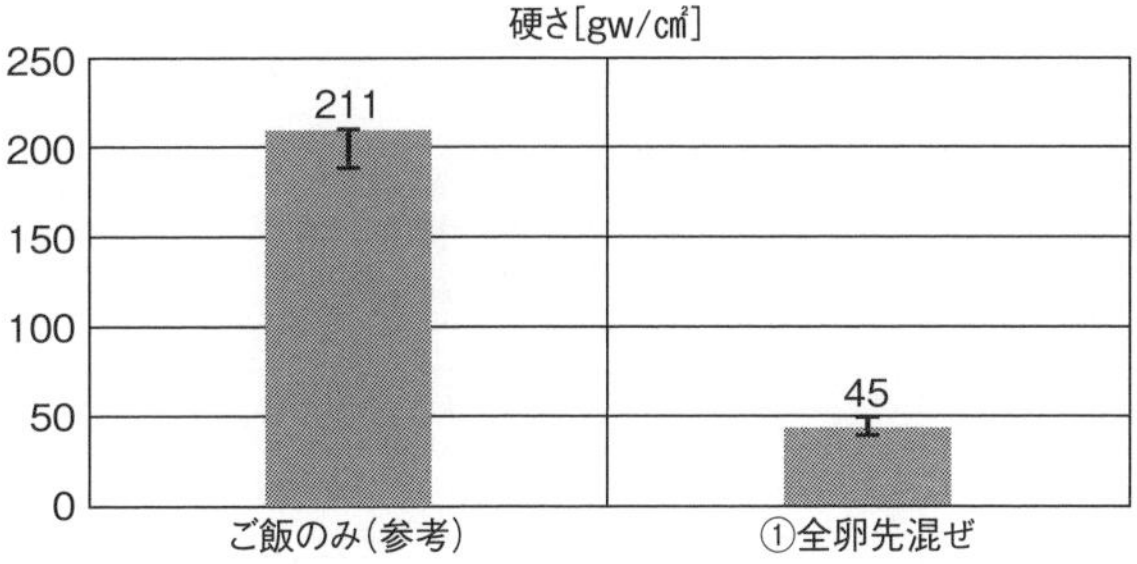

ご飯と卵の付着感

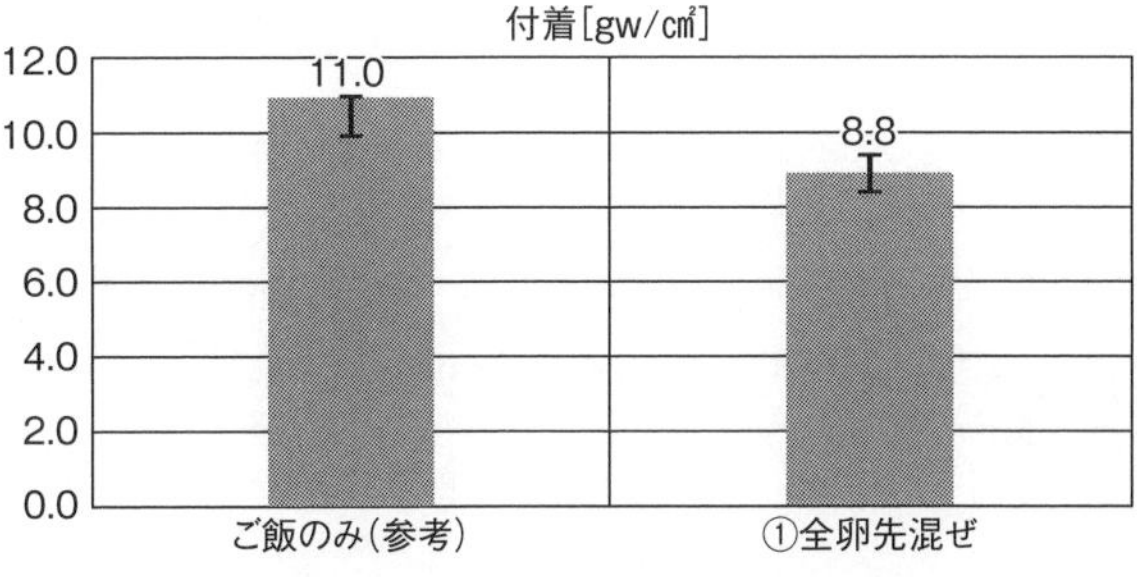

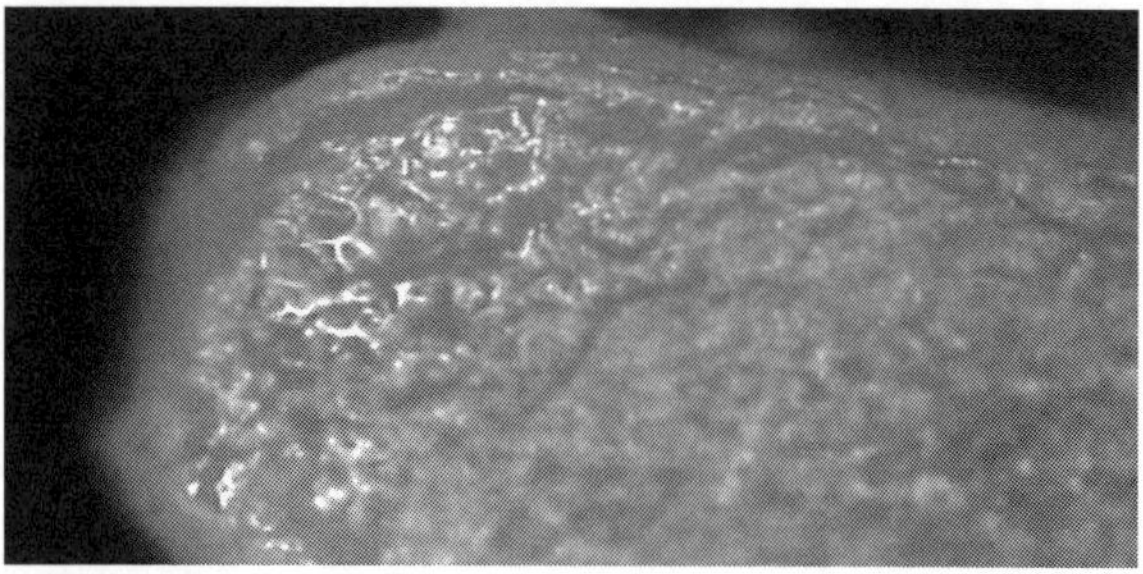

表面が火の通った卵黄でコーティングされている。

卵黄は65～75℃程度で凝固し、卵白よりも早く火が入ります（この性質を利用してつくるのが温泉卵ですね）。

この食べ方は、ご飯に対して全卵より卵の比率が少ないですから、熱々のご飯であれば簡単に火が入ります。少し火が入ることで、元々卵白よりも粘度のある卵黄がさらにねっとりとした半熟卵のような食感を生み、それがご飯に絡みつき、重たい食感を楽しむことができます。

この状態のご飯を切断し、撮影してみました。熱の入った卵黄で表面がコーティングされています。白黒の写真でも、なんとなくおわかりいただけるのではないでしょうか……。

実際に食べてみると、このねっとりとした重たい食感は、流し込むように食べるというよりは、噛みしめて食べるの

②黄身だけのときの味わいバランス

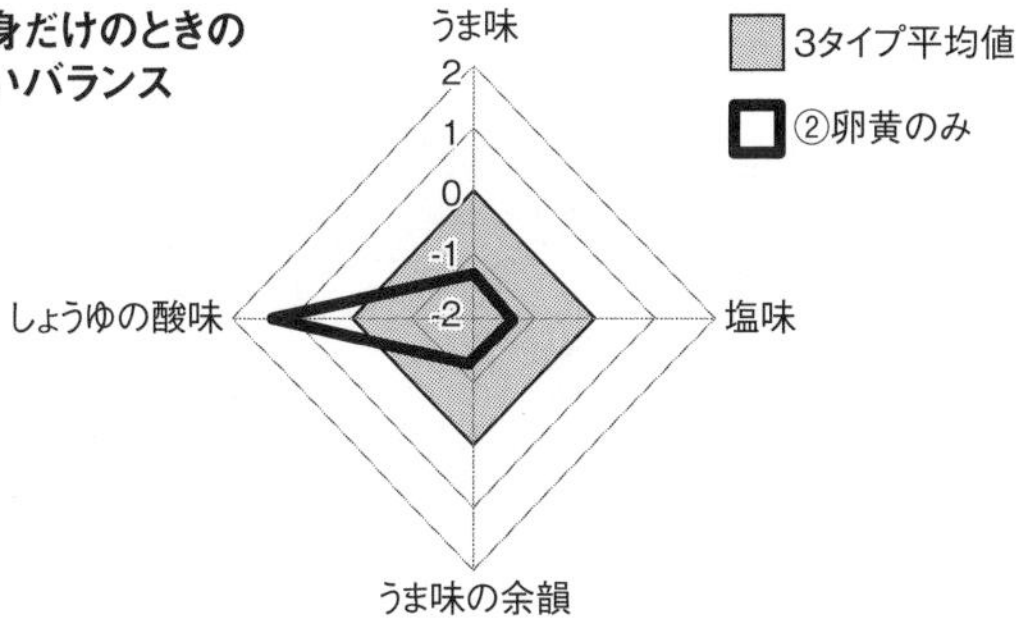

ご飯の硬さ

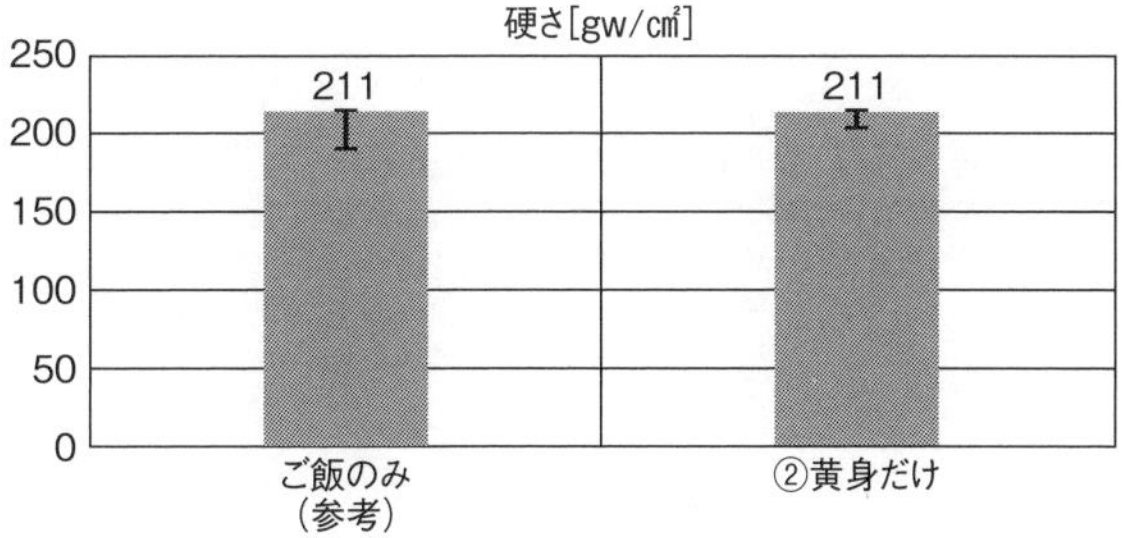

ご飯と卵の付着感

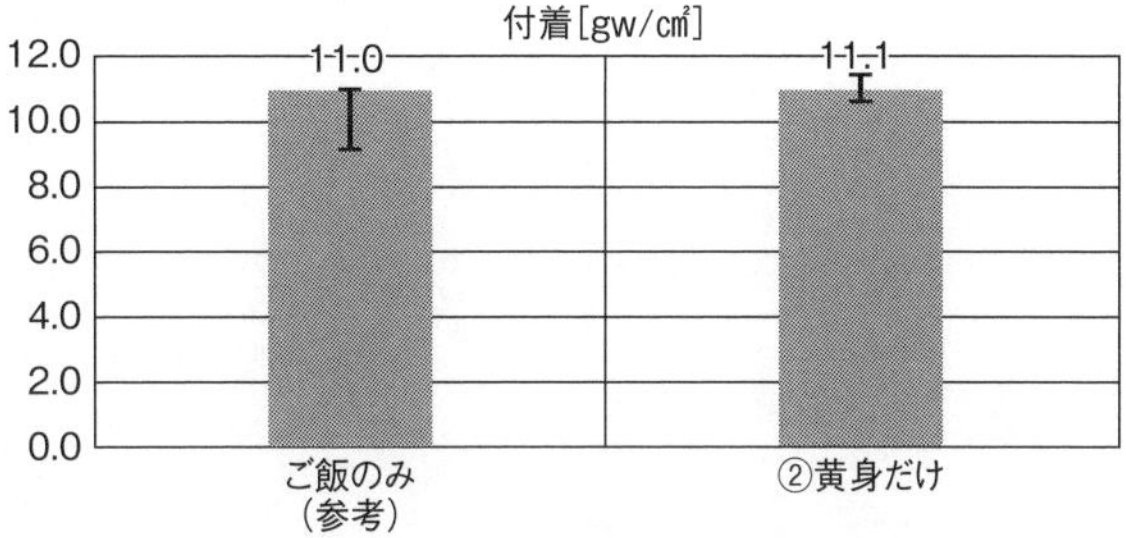

に適しています。かなり火が入っているようで、半生チャーハンのような状態といったところでしょうか。

味と食感のデータを見てみると、卵が固まっていて流動性が少ないからか、味が伝わりにくいようで、薄めの味わいでした。アルカリ性の卵白がないので、しょうゆのわずかな酸味が際立ちます。この酸味を感じられる方は味覚感度が良い人かもしれません。

食感は、他のタイプとくらべると特徴的です。ご飯の硬さと付着感を維持しているのです。まとめると、味は思ったより主張はしませんが、噛みしめるごとに卵黄の奥深い優しい風味が感じられる食べ方といえるでしょう。(実験のためある程度均一になるように混ぜていますが、火が入りすぎてしまいますのでサックリと、まだらに混ぜるくらいが食べるのには良いでしょう。)

最後に、「③卵白先混ぜ、卵黄のせタイプ」です。①と②のいいとこどりの食べ方といえそうです。味の穏やかな卵白を、その流動性を生かして先にご飯に混ぜ込みます。卵白をメレンゲにしてから混ぜ込む、かなりこだわった食べ方もありますが、卵白と熱々のご飯を普通に混ぜるだけでも細かな泡立ちをつくりだすことができます。

熱々のご飯と混ぜることで火が入り、卵白は部分的に白くなります。この段階でふわふわとした空気層が卵白とご飯の間に取り込まれるので、体積が増加し、ふっくらとします。

そして、味の強い卵黄としょうゆを投入して、この卵白ご飯をコーティングしていきます。強い味がする部分が表面に来る食べ方です。そのため、口に入れた瞬間に卵黄としょうゆのしっかりとした味が一気に広がり、卵白の空気層と流動性がやわらかさ・なめらかさを形成します。

味と食感のデータではどうでしょうか。味はうま味と特にその余韻が強くなっています。これは非常に興味深く、①と同様にアルカリ性の卵白がしょうゆの酸味を中和し、しょうゆのうま味（うま味は中性付近で最大に感じる）が引き立っているのだと考えられます。さらに一番外側にうまく味の強い卵黄としょうゆが絡んでいるので、うま味の余韻（持続性・口内滞留）が増加したのだと考えられます（「①全卵先混ぜタイプ」のほうが先にしょうゆを混ぜ込むので、しょうゆの酸味を消す効果が高いのでしょう）。

食感は最もやわらかく、付着性が弱いことがわかります。つまり「さらっと」していま す。これが「先混ぜ卵白」のなせる業なのでしょう。

卵白は大きく分けて60～65℃で火の入るタンパク質（温泉卵で白くなる部分）と、75～78℃付近で火が入る物質とで構成されています。これが「黄身だけタイプ」のようにご飯に付着するだけではない「さらっと」感を生み出している要因の一部です。黄身と卵白をセパレートする手間がかかりますが、非常に理にかなった食べ方かもしれません。

味覚タイプで考えると、甘甘タイプ、甘塩タイプには①全卵先混ぜ、塩酸っぱタイプ、苦酸っぱタイプには②黄身だけ、甘旨タイプ、苦旨タイプには③卵白先混ぜが合うと考えられるでしょう。

卵としょうゆとご飯というたった3つだけを使った食べ方なのに、全く異なるおいしさをつくりだせる、無限の可能性を秘めた卵かけご飯。ご飯の温度による卵の変化に注目すれば、その調理方法（混ぜたりかけたりするだけの簡単な作業ですが）は、さらに広がり

①卵白先混ぜ、卵黄のせのときの味わいバランス

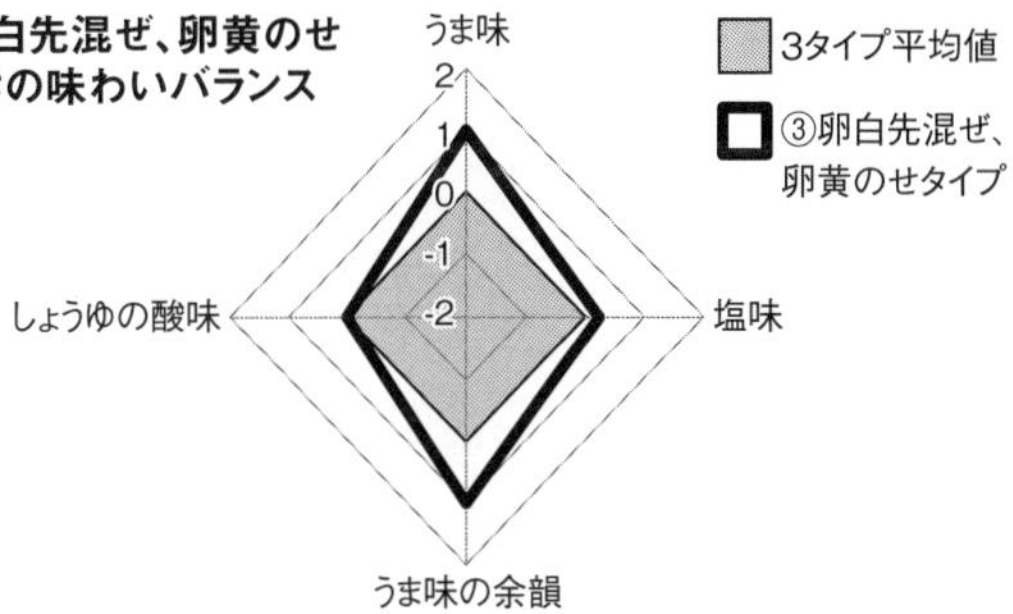

ご飯の硬さ

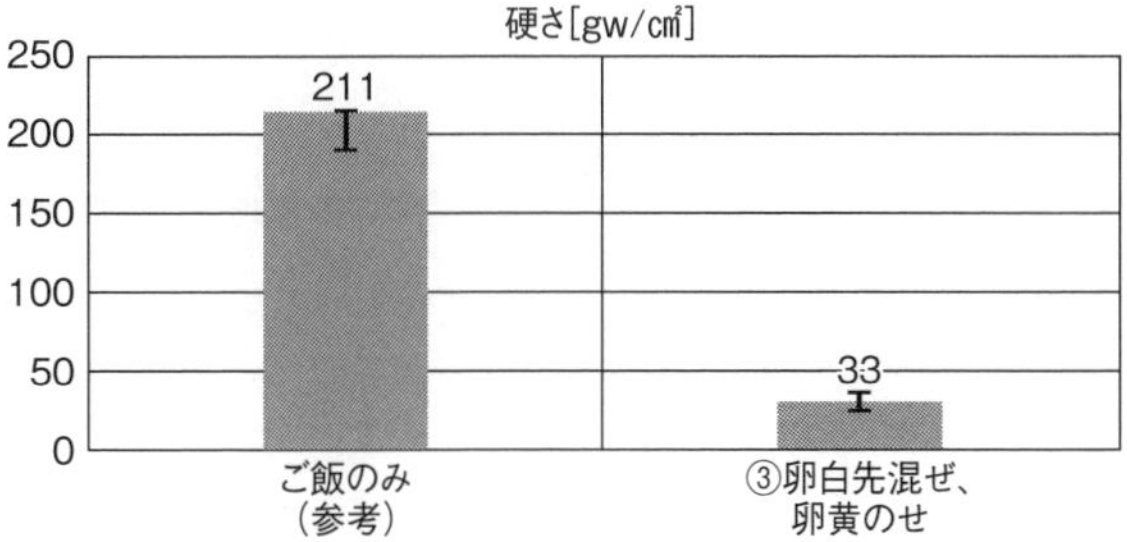

ご飯と卵の付着感

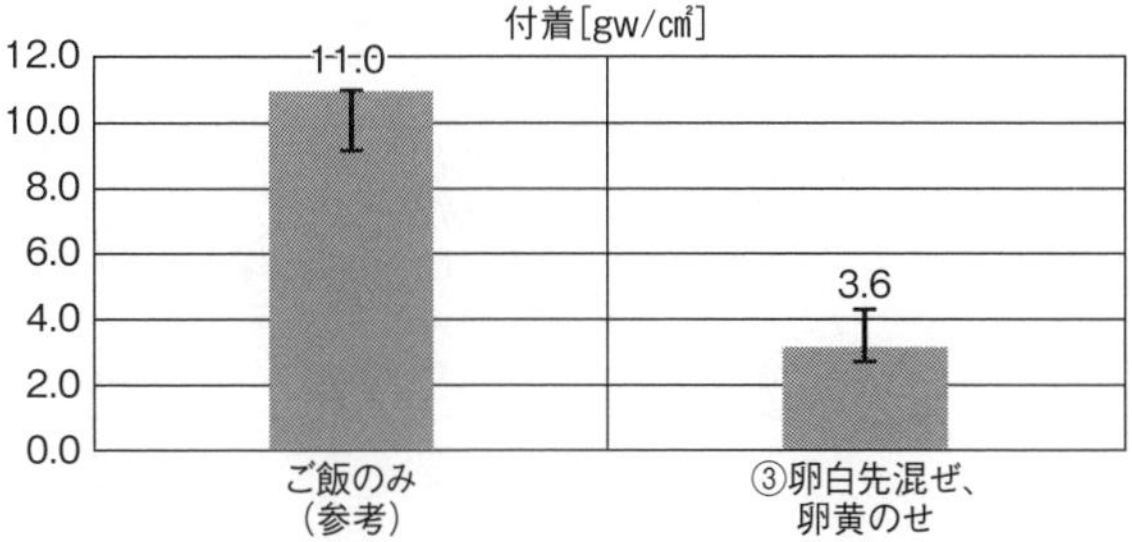

ます。

たとえば、肉厚の耐熱茶わんにご飯を入れてラップをし、電子レンジでおよそ100℃になるまで（だいたいラップが膨らむ程）十分に加熱したご飯を使えば、卵をかけると火が入り、いつもと少し違った卵かけご飯を食べることができます。

卵の種類（ウズラ、ダチョウ、魚卵……!?）、ご飯の硬さや品種などはさまざまで、卵かけご飯専用のしょうゆだってあります。これだけのものを組み合わせるだけでも、そのパターンの数は天文学的数字になりそうです。そう、卵かけご飯は各人が個々に生み出し、納得するおいしさの宇宙なのかもしれません。

今回は実験するにあたって以下のような条件で卵かけご飯をつくっています。参考にしてみてください。

1、卵について

鶏卵1個（Mサイズ）約60gで中身は50gとする。全卵は卵黄：卵白＝1：2で構

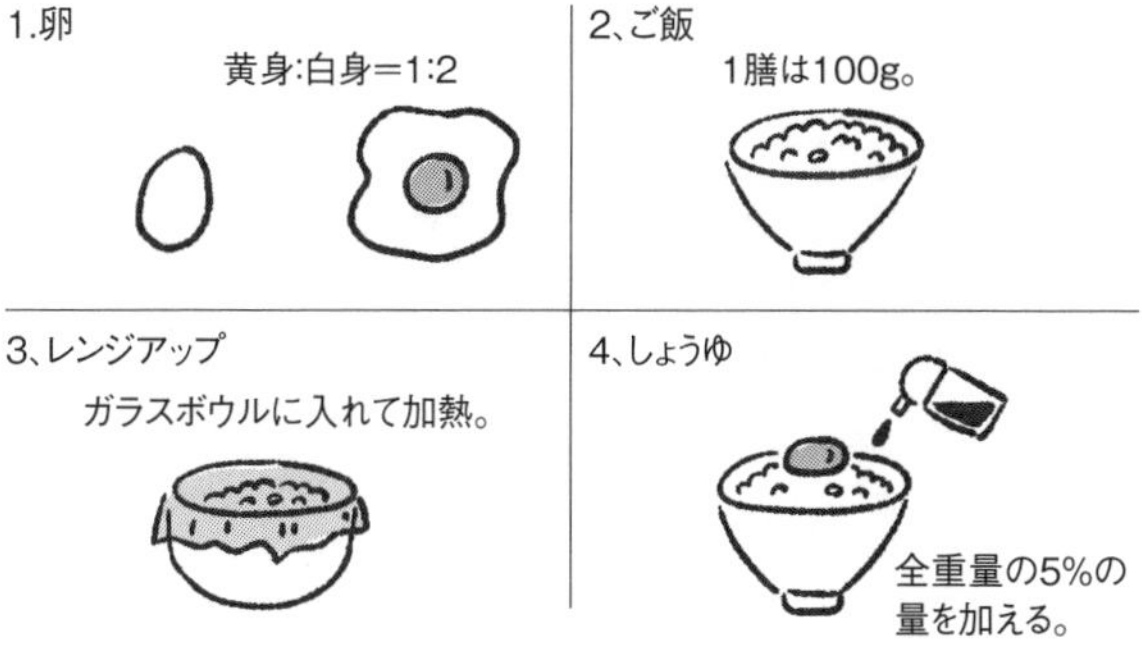
1.卵
黄身:白身=1:2
2、ご飯
1膳は100g。
3、レンジアップ
ガラスボウルに入れて加熱。
4、しょうゆ
全重量の5%の
量を加える。

成されているものとし、全卵50gのうち卵黄16・7g、卵白33・3gとする。温度は常温。

2、ご飯について

ご飯一膳は少なめの100gとする。熱々の状態でないときはレンジアップする。

3、レンジアップについて

冷たいご飯100gをガラスのボウルに入れ、ラップをし、600Wで1~2分レンジアップ後、やけど防止のため1分間蒸らし静置する。その後ラップを外すと表面温度70~80℃となる。加熱具合はレンジにより異なるため注意。

4、しょうゆについて

一般的なしょうゆ（塩分濃度約16%）を用いる。卵＋ご飯の全重量の5%を加える。混ぜ合わせることで塩分濃度0・8%となる。①③タイプであればしょうゆ7・5g。②タイプは5・8g。

コンビニチキン三つ巴！　ファミチキ、ななチキ、Lチキ

ホットベンダーといわれるレジ横の誘惑。コンビニチキンは安くてボリューミー、骨なしで気軽に食べられる、肉まんに並ぶ人気の品です。

コンビニチキンにはほぼ「むね肉」が使われており、思ったよりヘルシーで低コストです。おもしろいことに、実は海外ではむね肉のほうが価格が高く、もも肉は安いのです。しかし日本の市場は逆で、鶏肉需要はもも肉のほうが人気で価格も高いのです。海外の人が日本に来ると驚くそうです。

高まる「むね肉」人気

海外ではなぜ、むね肉が主流なのでしょうか。『マギーキッチンサイエンス』（共立出版刊）によれば、産業革命後のアメリカでは、中流階級の増加や畜産技術の発達により、富裕層が食べていたやわらかく、脂肪の多い肉が市場にも増えたそうです。しかし1960年代初期、消費者の嗜好《しこう》は霜降りの牛肉や豚から、より脂肪の少ない部位や家禽肉《かきんにく》（ニワトリ、ウズラ、シチメンチョウ、アヒル、ガチョウなどの鳥類）へ変わったそうです。こ

れには健康問題が背景にあるようです。

現代の日本でも、食の欧米化の問題や健康食への関心の高まりから、むね肉の良さは見直されてきています。サラダチキンなどの商品が代表的ですね。やわらかくジューシーで、ヘルシー、そして安価です。また、牛肉も、赤身肉の流行が続いています。こういった食志向の変化が続いてやがて主流になれば、いずれ日本でも、もも肉よりむね肉のほうが価格が高くなるかもしれません。

むね肉の「パサつき」と日本人の食志向

さて、ご存知の通り、むね肉は調理すると硬く、そしてパサつきがちです。

海外ではコンフィやブレゼという火加減を考慮した調理法を用いたり、ヨーグルトや調味液に漬け込んだりすることでしっとりとした食感を実現しています。さらに、あんかけやなめらかなソースをかけることで、パサつく食感を解消する料理もあります。肉そのものがパサついていても、それがまとう衣やソースなど、舌にはじめに触れる部分にうま味があると、唾液分泌が促され、ジューシーに感じさせることができます。

コンビニチキンでも、むね肉をジューシーに感じるよう、調味液やゼラチンなどが用い

ケンタッキーフライドチキンの味わい

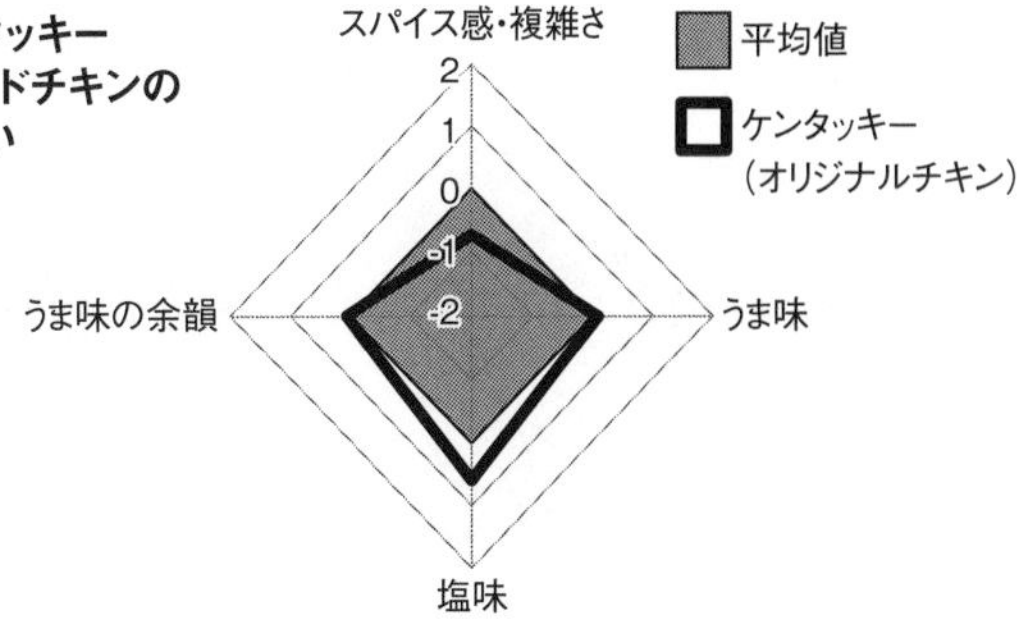

られ、加熱方法や衣の質感などが試行錯誤されています。

さまざまな技術を用いて、「まるでもも肉のようなやわらかさのおいしさを追求する」のも、日本人に、やわらかいもの・しっとりしたもの・ジューシーなものが好きという傾向があるからといえるでしょう。たとえば、刺身などの生食文化を見てみても、脂の乗ったトロやブリ、イワシなどが人気で、やわらかくしっとり、とろっとしています。普段食べる主食のご飯のやわらかさとしっとりさなども、海外のパン食文化と異なっており、日本人の「やわらかさ志向」に何か関連があるかもしれません。

フライドチキン界の重鎮「ケンタッキー」

いまや、確固たる地位を築いたコンビニチキンですが、チキンといって忘れてはならない存在がありますね。ケンタッキーフライドチキンです。まずは、フライドチキンだけで

コンビニチキンの味わい比較

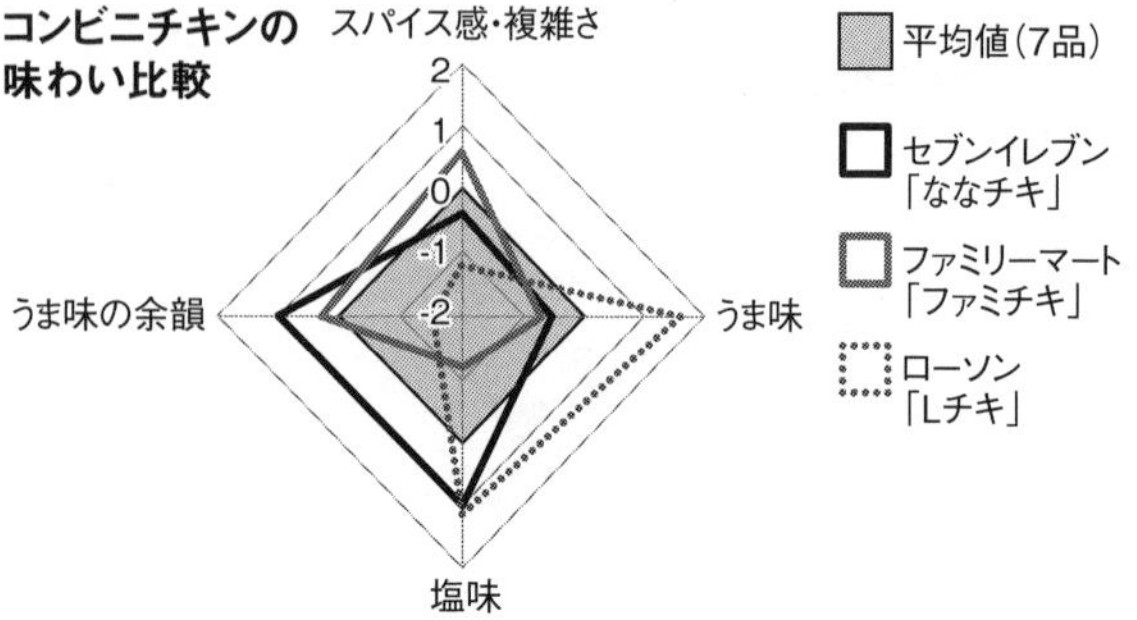

チェーン店を持つケンタッキーの「オリジナルチキン」の味データを見てみましょう。

コンビニ・ファストフード店を含む7品のフライドチキンの平均を基準（ゼロ）とし比較しました。

ケンタッキーの「オリジナルチキン」は、スパイス感は穏やかで塩味がやや強く、平均的なうま味とその余韻があります。やや塩味の強い味わいで、ドリンクも進むことでしょう。

コンビニチキン3種比較

ではコンビニチキンの比較をしてみましょう。

セブンイレブンの「ななチキ」は、強めの塩味とうま味の余韻が特徴的な味わいです。

ファミリーマートの「ファミチキ」は、塩味がかなり控えめですが、スパイス感が強いのが特徴です。うま味の余

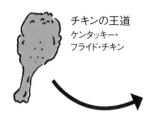

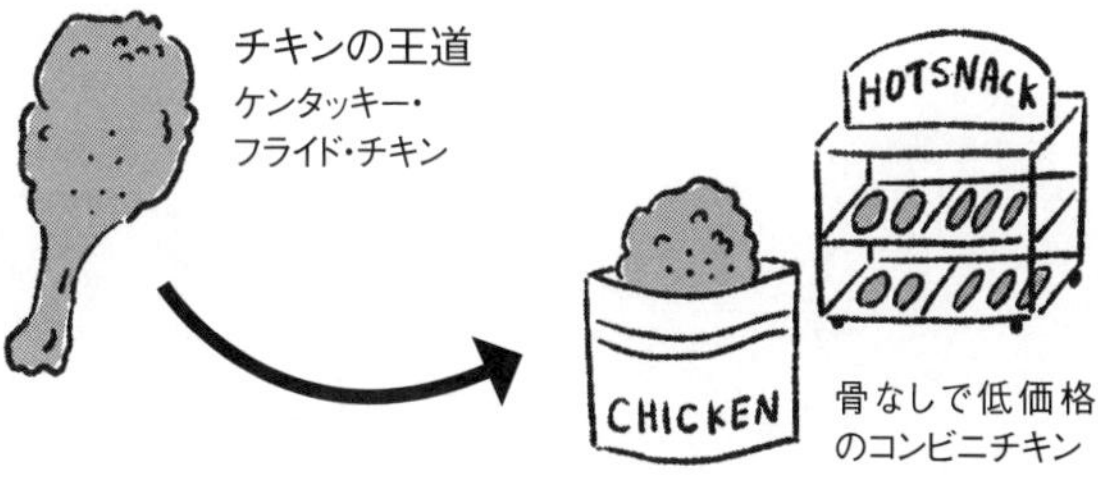

韻もあります。

ローソンの「Ｌチキ」は、スパイス感は弱く、口に入れたときのうま味と塩味の強さが特徴的ですが、後味はスッキリしています。

この中で最もケンタッキーフライドチキンに近いのはセブンイレブンではないかと思います。対してファミリーマートは、独自の特徴的な味わいですが、しっかりバランスもとれています。

コンビニチキンの革命児「ファミチキ」

いまや当たり前となったコンビニチキンですが、その草分け的存在は、ファミリーマートのファミチキです。ファミチキは、それまでフライドチキンといえばケンタッキーという固定観念を覆し、唯一の味を確立、消費者に印象づけました。さらに、２００６年、当時のフライドチキンは骨付きが一般的だったのに対し、骨なしタイプを発売、大ヒットさせました。いまだに売れ続けるロングセラーとなったわけです。

フライドチキンをコンビニで、という着眼点もすごいですが、味データの面から見てもしっかりと計算された、納得のヒット商品だったということがわかります。

事前のアンケート結果では、ファミチキを選んだ人が45％と圧倒的で、ななチキ12％、Lチキ８％と続きました。

味タイプでは、ファミチキは苦旨タイプ、ななチキは甘甘タイプ、塩酸っぱタイプ、苦酸っぱタイプ、Lチキは甘旨タイプ、甘塩タイプの方に好まれる傾向があると考えられます。

コンビニにはさまざまな便利が集約されていて、そのときどきの流行が集まります。それらのうち、さらにコンビニ視点でブラッシュアップされ、定番化するものはごくわずかです。

しかし定番化するアイテムというのは我々が本能的に求めているものであり、いうなれば現代人の好みの縮図のようなもの。定番化の理由を探ることは、我々自身を理解することにつながります。少し大げさかもしれませんが、コンビニチキンを片手に〝現代人〟について考えてみるのもおもしろいかもしれません。

みんな大好きフライドポテト

ハンバーガーのお供のフライドポテト。「実はハンバーガーよりもポテトのほうが好き」という方もいるかもしれませんね。ハンバーガーチェーンに限らず、コンビニでも各社フライドポテトを販売しています。

じゃがいもは優秀な付け合わせ食材⁉

フライドポテトは、ステーキなどのグリル料理、ときには魚料理などの付け合わせとしてもよく見かけますね。必ずしもフライドポテトとは限らず、ベイクドポテトやマッシュポテトの場合もあります。

実は、じゃがいもは、主食としてカウントされる食材でもあります。味の観点から考えると、うま味を生じるアミノ酸であるグルタミン酸がたくさん含まれています。付け合わせによく使われる他の野菜とくらべてみても、圧倒的な数値です。グルタミン酸だけでいえば、生のきのこ類や、魚介類に負けないくらいの量が含まれているのです。

一方で、畜肉には、核酸系のうま味（イノシン酸・グアニル酸）が多く含まれています。

付け合わせ野菜のグルタミン酸量

付け合せ野菜	グルタミン酸量（mg/100g）
トマト	150 ～ 250
グリーンピース	110
とうもろこし	70 ～ 110
じゃがいも	30 ～ 100
ほうれん草	50 ～ 70
にんじん	40 ～ 80

※特定非営利活動法人 うま味インフォメーションセンター HP 内「うま味を多く含む食材」より抜粋

畜肉の持つうま味は、グルタミン酸とともに、相乗効果を上げ、そのうま味をさらに強くします。

理論上では、グルタミン酸と核酸系のうま味が1：1のときに、うま味が最大になります。つまり、付け合わせ野菜のグルタミン酸はハンバーガーなどの肉類に知らぬ間に作用し、うま味を引き立ててくれているのです。

この効果は、ポテトと肉を同時に食べなくても得られます。グルタミン酸は口内に2分以上滞留しますので、ポテトを食べてからハンバーガーを口にすることで、その恩恵にあずかることができます。

やや脱線しますが、唾液にもごく少量のグルタミン酸が含まれています。このグルタミン酸は核酸系のうま味を含む食材、つまり畜肉・魚介類（良質なタンパク源）を敏感に見分け、人に「うまい！」と強く感じさせ、積極的にタンパク源を摂取させようとするための機構ではないかともいわれています。

うま味が口内に残り、さらにそのうま味が強まるということは、一見良いようにも思いますが、口がうま味に慣れやすくなってしまうともいえます。おいしいけれど、うんざりする、という状態になってしまう可能性もある、ということです。

そういった状況をうまく回避するために、ハンバーガーにはアクセントとなるピクルスが入っていたり、さわやかな炭酸飲料と食べることが提案されていたりするのでしょう。この、うま味への順応が起きるのは、ハンバーガーだけに限りません。新たなものを食べても、同濃度のうま味に鈍感になってしまう可能性が高いということなので、たとえばコース料理なんかで、薄味のものから順番に食べていくのは、とても理にかなっているのです。脇役とも思われる、口直しの香の物、メインディッシュ前のソルベ、リフレッシュするための飲料というものが、実は食事にはとても重要なのです。

じゃがいも品種とフライドポテト

フライドポテトに使うじゃがいもには、さまざまな種類があります。多くのお店では海外

じゃがいも品種の味わい比較

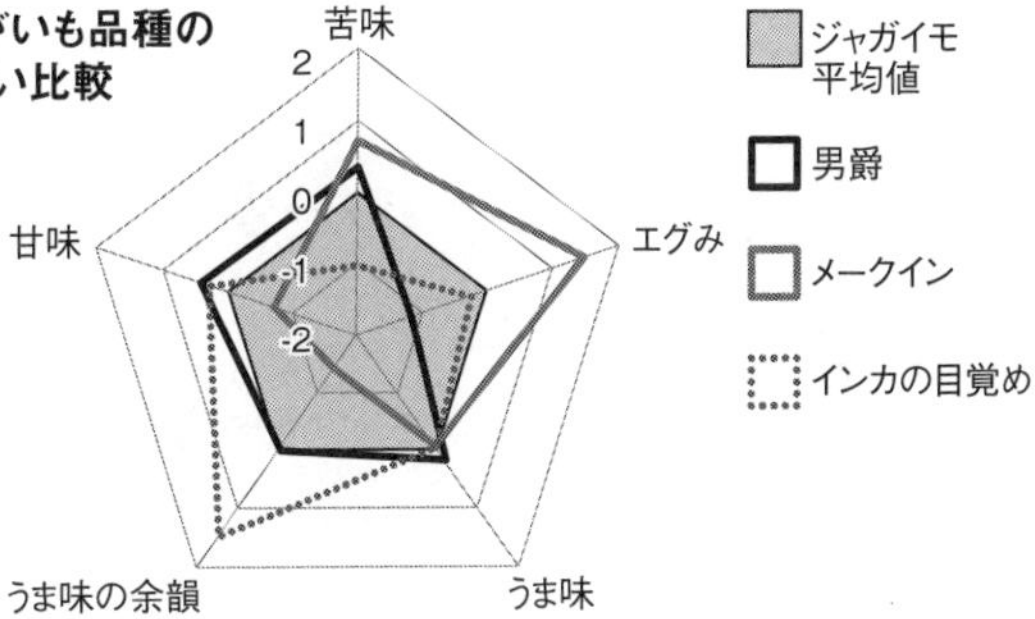

の品種を用いることがほとんどです。たとえば、ラセットバーバンク、ユーコンゴールド、ビンチェ、アグリア……などの、日本では耳なじみのない品種です。

家でチェーン店のあのポテトをつくろうとしてもなかなかうまくいかないのは、品種の違いも要因の一つかもしれません。

フライドポテトから話はそれますが、家庭の食卓によくのぼる、日本のじゃがいも品種の味を測定してみました。

男爵は、うま味・甘味があり、エグみのない苦味が隠し味的な役割をしています。付け合わせとしてもバランスが良い味わいでしょう。

メークインは、苦味・エグみが強く、「強いじゃがいも感」がありますが、個性も強く、味の濃い料理の付け合わせに向いていると考えられます。

インカのめざめは、甘味やうま味、そしてその余韻が楽しめる味わいで、苦味・エグみといった「じゃがいも感」を決定づける要素が少ないです。栗やさつまいも、かぼちゃに例えられることもうなずける結果となりました。そのままでおいしいのでしょうが、料理によっては個性に欠ける可能性もあります。このインカのめざめのように、還元糖が多く甘い高価格帯のじゃがいもや、越冬じゃがいもなどは、そのまま揚げると焦げやすく、デンプンが分解しているためカリッと揚がらないこともあります。このようなときは、低温と高温による2度揚げや、周りに小麦粉やバッター液などの衣をつけて揚げるとクリスピーな食感をつけることができます。再現レシピの参考にされてはいかがでしょうか。

なお、お店で食べる冷凍フライドポテトはもっと工夫がされており、じゃがいもをカットし、ゆで（デンプンのα化、周りの糖を抜くため）、表面を乾燥させ（揚げたときにカリカリにするため）、軽く揚げた後、冷凍され製品化されています。このような工夫が施され、外はカリカリ、中はホクホクといったあの食感を実現しているのです。

お店のあのフライドポテトの再現が難しいのは、じゃがいもの品種が異なることの他に、こういった工程の複雑さにもあると考えられます。

揚げ油のメソッド

揚げる油脂も大切です。

食品研究の分野では長年、油脂は味はしないものとされ、食感（なめらかさ、しつこさ）とされてきました。しかし、昨今の研究で、油脂を感じキャッチする受容体が発見され、それとともに、甘味・うま味の受容体も油脂が刺激し、それらの味を増強することがわかってきています。まだ第6番の味覚の「脂肪味（しぼうみ）」として認定されたわけではありません。しかしながら、人の好きな甘味・うま味そして油脂というのは、人を魅了する味の根幹であることが、やっと科学でも語られるようになってきたのです。

102ページで紹介したように塩味は0・6％程度の濃度まで甘味・うま味を増強することがわかっていますので、油脂の味刺激とともに味わうフライドポテトは、人に愛されるために生まれた食べ物かもしれません。

油脂には、植物性と動物性があります。長い料理の歴史から、植物油脂よりも動物性油

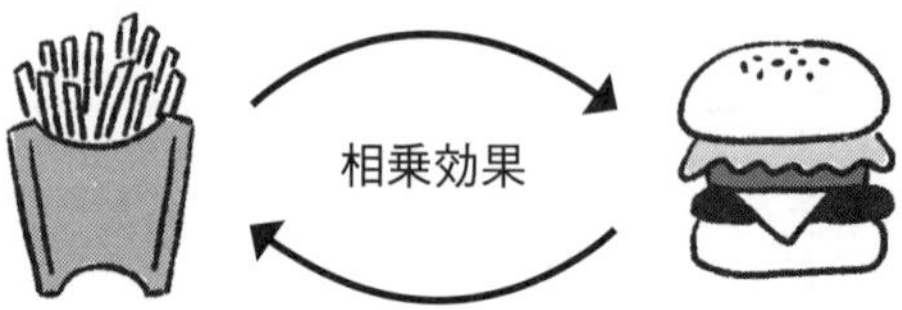
グルタミン酸が肉の
うま味を引き立てる
相乗効果
牛脂がじゃがいもの糖などと
反応してやみつきな味に

脂のほうがおいしいといわれます。牛脂（ヘット）、豚脂（ラード）、鶏油（チーユ）、グースファットオイル、馬油、生クリームやバターなどは、〝コク〟をつけるために、当然のように料理に使われますね。これらの油脂にはまだわかっていない部分もあります。コクを感じさせるメカニズムが、近い将来解明されるかもしれません。

フライドポテトと肉の関係を考えたときに、牛脂のとある働きについて触れておく必要があるでしょう。牛脂は、甘い香りやじゃがいもの糖などと、アミノ酸がメイラード反応を起こすことで香ばしいにおいや風味を形成し、一度食べると病みつきになってしまうといわれています。この点からも、肉料理と付け合わせのポテトという組み合わせは理にかなっているといえます。

油脂は、香りにも大きく関わります。

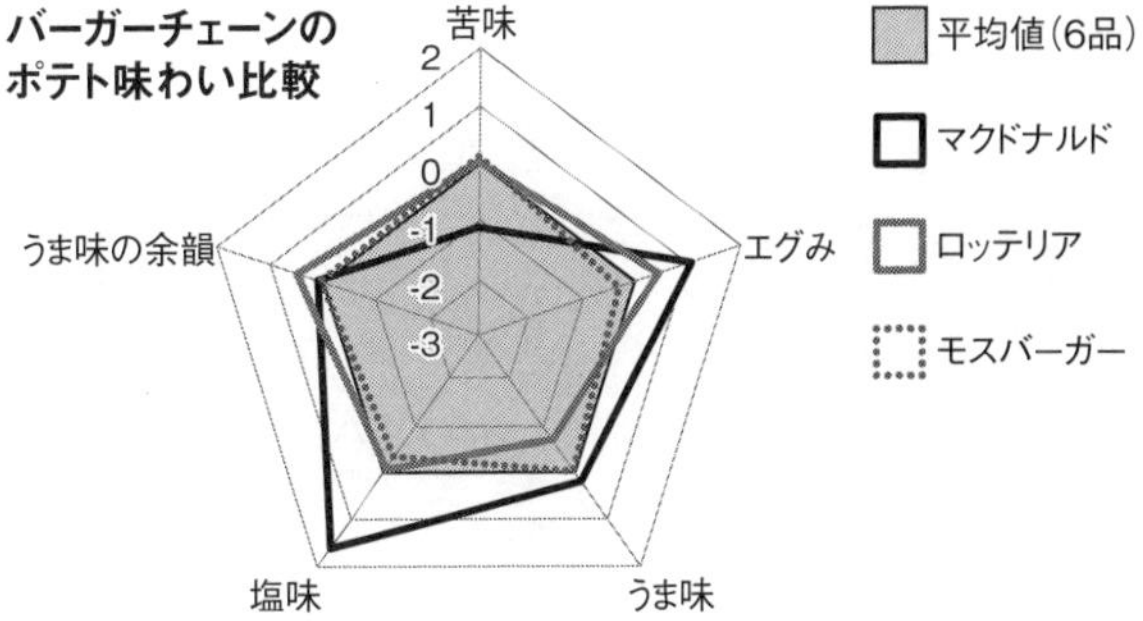

マクドナルド（動物性・植物性油脂混合）とモスバーガー（植物性油脂）のポテトの香気成分を調べてみると、マクドナルドは牛の脂質分解物のアルデヒド類（ヘキサナール・ノナナール・2－デセナールなど）の甘い香り、ポテトのメチオナールなどが特徴的でした。メチオナールはなんと、うま味受容体にも作用する香気成分であることがわかっていますので、よりポテトのうま味を感じることができるのでしょう。味とにおいは密接に関わっているので、複合的に考えなければいけないのです。

ポテトの味わい比較

それでは、バーガーチェーンおよびコンビニの各店舗で購入できるポテトの味わいを見てみましょう。

まずはハンバーガーチェーンです。

マクドナルドは、苦味は少ないですが、じゃがいもの独特のエグみの強さという個性だけでなく、それをうまく補えるうま味・塩味が強いことがうかがえます。

ロッテリアは、苦味・エグみともに強く、じゃがいも感を前面に感じるでしょう。

モスバーガーは、両者の中間のようなバランスをしめしています。

ここで気になるのが、ポテトのカットです。カットの大きさで食感や味の広がり方というのは変わりますので、あくまでもそれをのぞいた味のみの測定結果であることをご理解ください（機械での測定がはらむ問題ともいえますね）。

続いてコンビニのポテトを比較してみましょう。コンビニポテトは事前のアンケートをとっています。食べたことない方も多かったのですが、最も選ばれたのがセブンイレブンで18％、次いでファミリマートが14％、ミニストップが８％という結果となりました。コンビニの人気ランキングと一致した結果ともいえるかもしれません。

セブンイレブンのフライドポテトは、ざっくりとした幅広長方形の独特のカットですが、味わいのバランスは比較的マクドナルドに似ています。

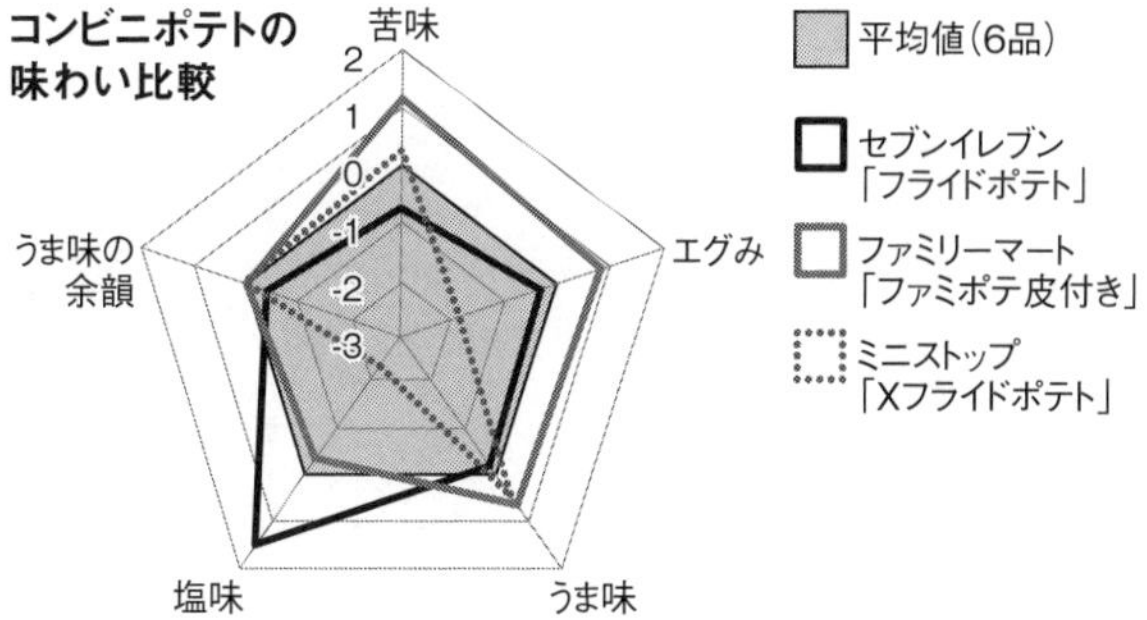

ファミリーマートのファミポテ（皮付き）は、皮付きだけに苦味・エグみといったじゃがいも感が強い味わいです。味つけは「トマトケチャップ」「リアルソルトシーズニング」を選ぶため、調味料に負けない素材感を前面に出しているのでしょう。

驚きのX形状でカットされ、その形が生み出すカリカリとした独特の食感が爆発的人気となった、ミニストップのXフライドポテトはどうでしょうか。エグみのない苦味で、うま味とその余韻もあります。

ハンバーガーチェーンとコンビニのポテト、果たして味タイプ分けではそれぞれどのタイプと合うでしょうか。

データ上では、マクドナルドは甘塩タイプ、ロッテリアは苦酸っぱタイプ、モスバーガーは甘甘タイプ、セブンイレブンは塩酸っぱタイプ、ファミリーマートは苦旨タイプ、ミニストップは甘旨タイプに合うと考えられます。

ただじゃがいもを揚げただけ……と一言では片付けられない、奥深いフライドポテトの世界の片鱗《へんりん》をご覧いただけたかと思います。

フライドポテトは、やはり食感も重要です。しかし、テイクアウトするとふにゃふにゃになってしまい、食感分析装置で測定ができないのが、技術者の悩みの種です。できたてこそがおいしさの秘訣《ひけつ》なのかもしれませんね。

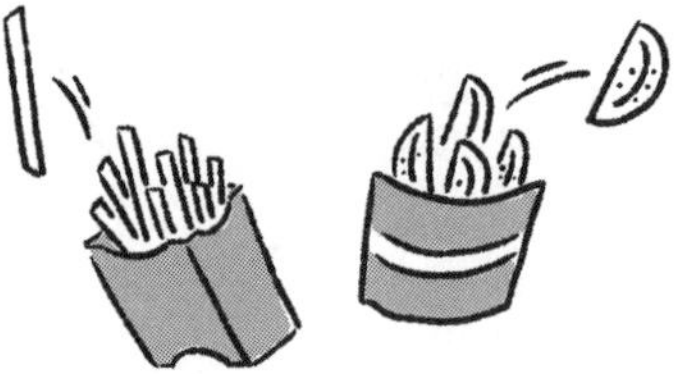

世界で愛されるコーヒーと新興勢力

日本だけでなく世界中で飲まれているコーヒー。カフェチェーンもたくさんあり、忙しい人々に癒しを提供する嗜好品《しこうひん》です。

最近の海外の研究で「紅茶かコーヒー、どちらが好みか」というのは遺伝子でまずは決まるのではないかという話が出てきました。これは苦味を感じやすいか否かを決める、苦味の受容体の種類と数によってくるのだそうです。人の苦味受容体の種類は、今現在25種類とされており、さまざまな苦味に対応し、苦味＝毒のシグナルをキャッチしようとしています。我々はこの苦味を何度も経験することで安全な苦味を「楽しむ」ようになります。

この論文によれば、コーヒー派の人はコーヒーの苦味の一部である「カフェインをキャッチする苦味受容体」が多く、お茶派の人は「キニーネ（マラリアの特効薬、トニックウォーターの苦味）苦味受容体およびPROP（プロピルチオウラシル。この苦味を感じられない人もいる）受容体」が多いそうです。ちなみにPROP受容体が少ない人はアルコールが好きだとされています。

こういう論文はドキッとしますよね。しかしながらコーヒーや紅茶といってもさまざまなものがありますし、この論文だけではまだわからないことが多いのです。またこれを緑茶に置き換えることは尚早で、緑茶にはうま味物質なども豊富に含まれ、またややこしい世界になっていきます。

人の好みは、後天的な経験学習により紅茶派からコーヒー派へ、またはその逆にもなります。ビールの比較のページでも紹介したように、苦いものが苦手な方はぜひ、「ブラックコーヒー（量の少ないエスプレッソでも）と甘いものを交互に食べる」ことを繰り返してみてください。今まで飲めなかったコーヒーが飲めるようになり、もしかしたら、ケーキと一緒なら、という条件付きにはなるかもしれませんが、好きな飲み物の仲間入りをするかもしれません。

コーヒーでわかる「温度と味の関係」

コーヒーを飲んでいるとき、底のほうになると酸っぱく感じることがあります。飲んでい

五味の温度による感じ方の違い

	体温よりやや熱い	冷たい
苦味	＋	－
甘味	＋	－
うま味	＋	－
塩味	温度変化の影響を受けにくい	
酸味		

五味の温度依存傾向イメージ

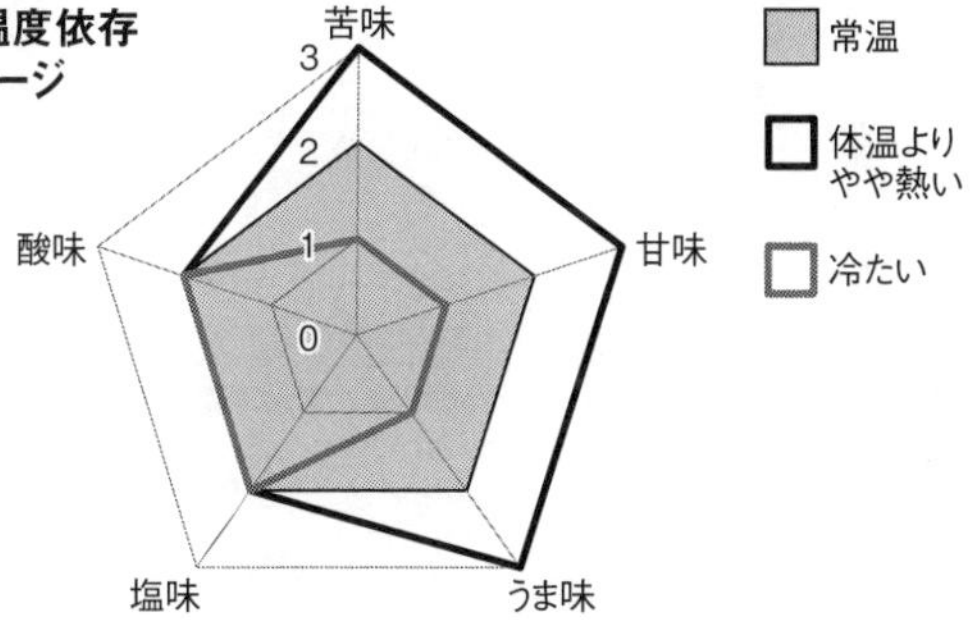

※呈味化合物によりこの傾向にしたがわないものもある

るうちにコーヒーが酸化するためとよく聞きますが、たった1杯を飲む時間に、焙煎《ばいせん》されてある程度安定した状態（ポリフェノールやメラノイジンなどの抗酸化物質が豊富に含まれる）のコーヒーが、そのように大きく変化するとは思えません。

これは、温度が低下すると、温度が高いときに感じやすい苦味等を感じにくくなり、温度の影響を受けにくい酸味が際立って感じられるようになるからだと考えられます。そう、温度でも、味の感じ方は変わってきてしまうのです。

そしてコーヒーがぬるくなってくると、一度の飲む量や飲む時間間隔が短くなり、酸味を緩衝してくれる唾液が洗い流されてしまう、というのももう一つ原因として考えられます。酸味が気になるな……と思ったら、一息ついて（30～60秒）、口内に唾液が戻ってきたら、ふたたび飲んでみましょう。

もちろんにおいの揮発の仕方や慣れ（順応）も作用はしてきますが、連続して飲むときには、味の判定は鈍ります。食品研究の分野でも、連続して試食・試飲するときには、サンプル比較をする当事者の口内がどういう状態なのかを常に加味しているのです。料理の味見もそうですね。

見方を変えると、ちょっとしたことでも生き物のように表情を変えるコーヒーを味わえることは、最高にぜいたくな時間といえるかもしれません。

コンビニコーヒーの大進化！

ここ数年ほどでコンビニの定番となった１００円ほどで飲めるコーヒー。業界的にはカウンターコーヒーともいいます。

昔からドリップコーヒーという商品はコンビニであったようですが、ついに根付き芽吹いたのが2013年でした。当時のヒット商品1位（日経トレンディ2013年ヒット商品30より）に輝き、今もなおコンビニチェーン間では熾烈《しれつ》な争いが起きています。現在ではスーパーなどでもコーヒーマシンが設置されているところがあります。

ところで、コンビニ各社が導入している、ボタンをピッと押すコーヒードリップのマシンが、いつの間にか入れ替わっていることがあるのはご存知でしょうか。機械メーカーによって数秒抽出するのが違ったり、こだわりの抽出機構があったり……さまざまな研究開発がされているのです。

以前は、衛生面の問題で牛乳が使えず、カフェラテなどがつくれなかったのですが、そんなことはなんのその。すぐに牛乳が使えるカフェラテ機能が追加されました。その後、その利用方法が派生していき、冷凍アイスミックスにホットミルク・ホットコーヒーを注ぐことで、デザートシェイクやフラペチーノまで楽しめるようになってきました。

チェーン店とコンビニのコーヒー散布図（2017年測定）

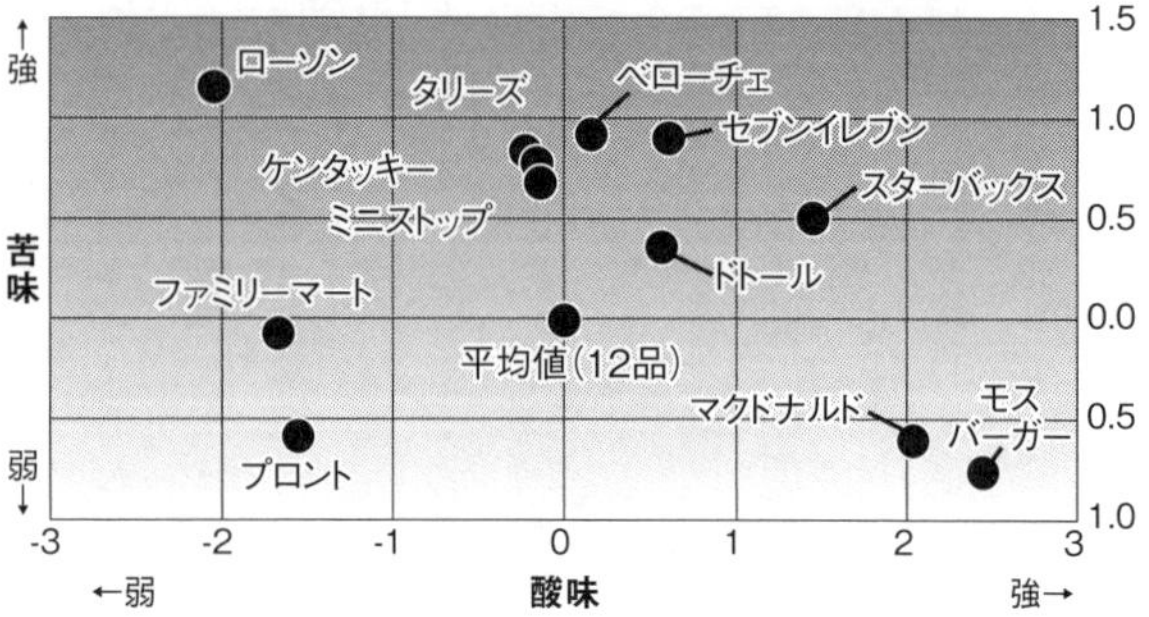

ところで気になるところは、これらコンビニのカウンターコーヒーとコーヒーチェーン、ファストフード店などとの違いです。まずは苦味と酸味のグラフでくらべてみましょう。

データは2017年12月のものです。嗜好品であるだけにどんどんリニューアルが繰り返されますので、今はこの味わいは少し古いものであることにご注意ください。

このときのデータを見ると、コンビニだから何か味に特別な違いがある、というようなことはなく、コーヒーチェーンの味の範囲に近いことがわかります。ファストフード店は酸味が強く、これは、ファストフードの強いうま味をコーヒーの酸味でさっぱりさせるためであると考えられます。

この結果から、コンビニコーヒーはコーヒーチェーン店と特に大きな差はなく、少しの差別化の範囲内で、トレンドに沿った味が調整されているといっていいでしょう。つまり日本はいつの間にか非常に恵まれたコーヒー王国になっているのです。コーヒーチェーンの味を、たった100円ほどで近くのコンビニで買えてしまうのですから。

このようにレベルの高いコーヒーがコンビニの力であっという間に当たり前になってくると、コーヒー豆の産地や焙煎度、抽出の仕方、豆の鮮度などにこだわる専門店にもさらに注目が集まってきます。

コーヒーはカップによって味が変わる!?

コーヒー専門店ではこだわりのカップで飲ませてくれるところもあります。有名な話ですが、コーヒーカップの色でも味の感じ方は変わってしまいます。たとえば同形状の白いカップと、内側まで真っ黒のカップで飲み比べてみると、傾向的には黒いカップ（色の濃いカップ）のほうが苦味やボディ感を強く感じます。においとカップの色のイメージがリンクし、特徴的な味をより強く感じることがあるのです。

このように食器の色が変わってしまうだけでも評価が変わってしまうため、製品管理や

コーヒーカップの視覚効果

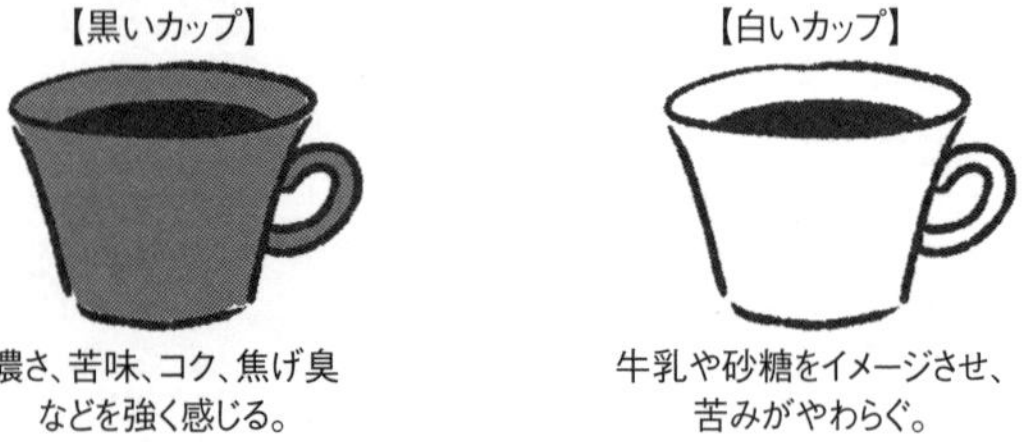
【黒いカップ】
濃さ、苦味、コク、焦げ臭などを強く感じる。
【白いカップ】
牛乳や砂糖をイメージさせ、苦みがやわらぐ。

比較を行う場合は、いつでも同じ容器で評価しなくてはいけません。形状・材質などが変わっても、もちろん感じ方に影響してきますから厄介なことです。

そのため、清涼飲料にはシンプルな透明のガラス製のもの、コーヒーなどには白磁器のカップを用いる、といった、評価のための国際標準化機構（ＩＳＯ）基準が設けられていることもあります。

カフェチェーンの白いカップで飲んだものと同じものを、テイクアウトして自宅で黒いカップに移し替えてみてください。この実験を簡単に検証することができます。

まれに黒いカップと白いカップで、白のほうが苦く感じるという方もいます。このような方は「白いから（ミルク、クリームなどを想像し）、あまり苦くないだろう」という視覚情報（予測・期待）に反して「苦かった」と感じ、予想と結果の落差が大きかったために、そのように感じてしまったのではないかと考えられます。

このカップによる錯覚問題は、コンビニコーヒーにとっても大切な問題です。アイスコーヒーは、透明なカップだと薄く感じやすく、色の濃いカップだと苦味・コクなどを感じやすくなります。ですから、消費者に薄いコーヒーだなとジャッジされないために、溶ける氷の分に加え、「見た目で薄く感じる分」を、濃く抽出する必要があるのです。新しいことを取り入れ、どんどんチャレンジするコンビニエンスストアです。こうした色の影響を知ってか知らでか、カップの色を変えることもしています。

各社「プレミアムコーヒー」そろい踏み

コンビニコーヒーの進化は、とどまるところを知りません。昨今では、さらに産地にこだわるコーヒー豆を用いた、ワンランク上の価格帯の製品を、大手3社ともに投入してきました。こちらを各店舗の100円のものと比較してみましょう。

それぞれ全く異なり、豆の個性が出ているといえます。

セブンイレブンの高級キリマンジャロブレンドは酸味が少なく、飲んだ瞬間の苦味にパ

セブンイレブンのコーヒー2種比較

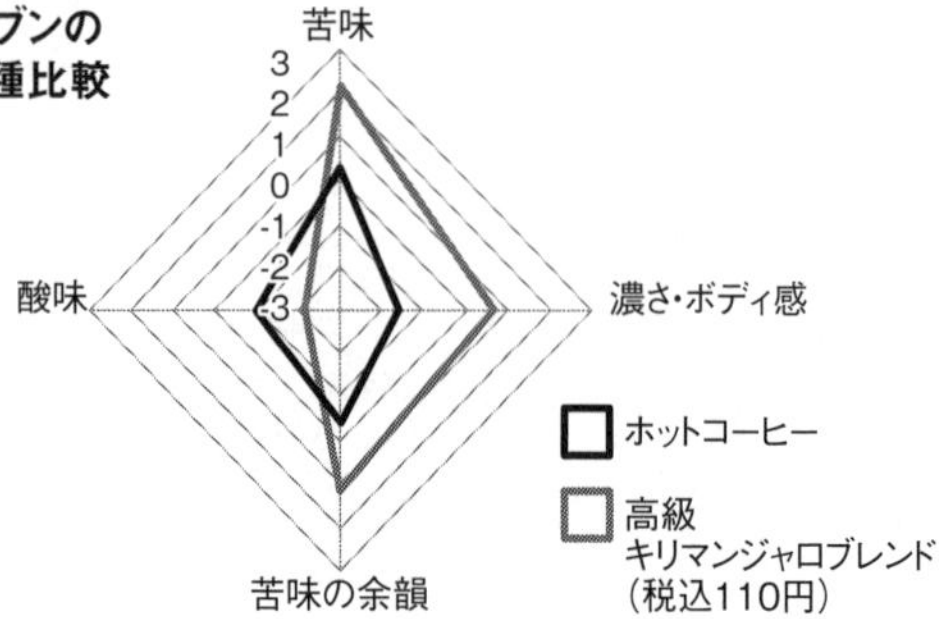

ファミリーマートのコーヒー2種比較

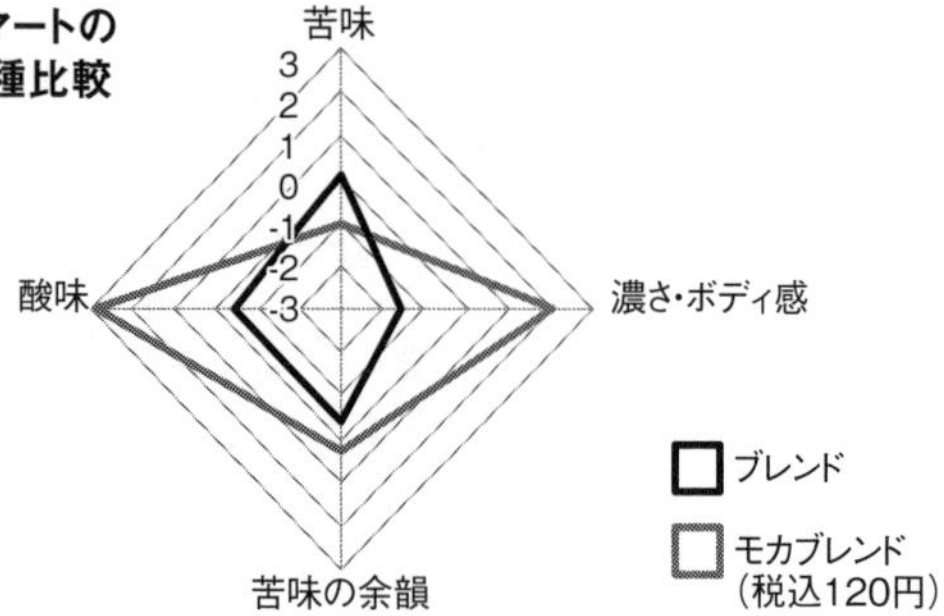

ローソンのコーヒー2種比較

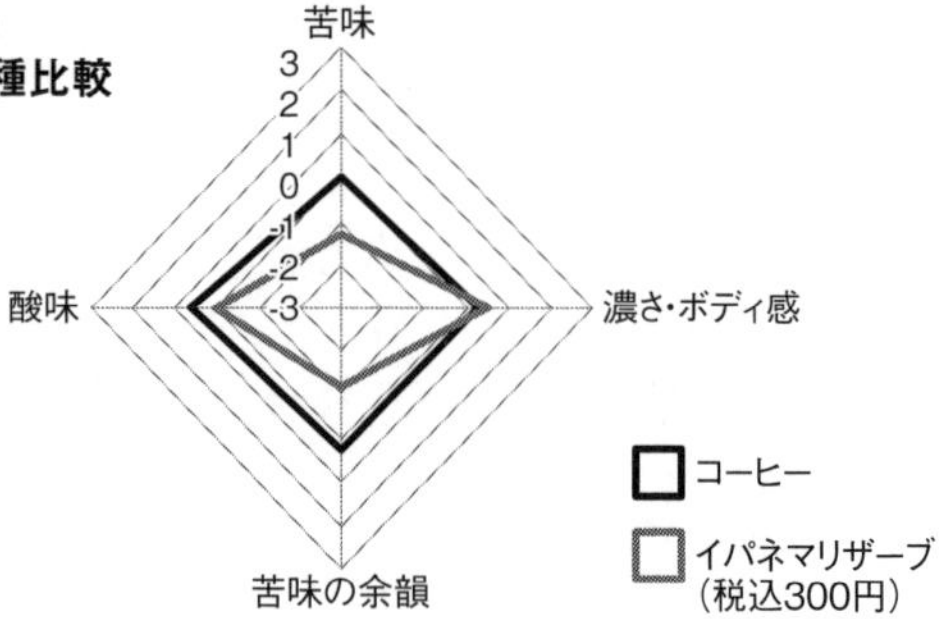

ンチがあります。苦味の余韻も長く、力強い味わいのバランスということがわかります。

ファミリーマートのモカブレンドは、特有の酸味と濃さが特徴で、通常のものよりも苦味の余韻も長くなっています。

ローソンのプレミアムコーヒーは、300円という高価格設定のイパネマリザーブ。こちらは、同社のレギュラー品とくらべると、苦味とその余韻が少ないことがわかりました。焙煎が控えめで、コーヒー豆そのものの素材感を前面に出し、さらに焙煎香も控えめです。穏やかな風味で、フルーティな香りが前面に感じやすくなることが考えられます。

これは、最近の流行のマイクロブリューコーヒーによる〝サードウェーブ〟ともいわれる商品に似ています。

コーヒーブームは、おおまかに分けるとこれまでに3回ありました。

第一波は浅煎り。弱い苦味と特徴的な酸味で、昭和の味ともいえる懐かしい味わいです。

第二波は、スターバックスなどを代表とする深煎りのコーヒーです。苦味と濃さが特徴で、まさに2013年に誕生した100円コーヒーがお手本にした味わいでしょう。

第三波、サードウェーブコーヒーを牽引《けんいん》するブルーボトルコーヒーが日本に来たのは

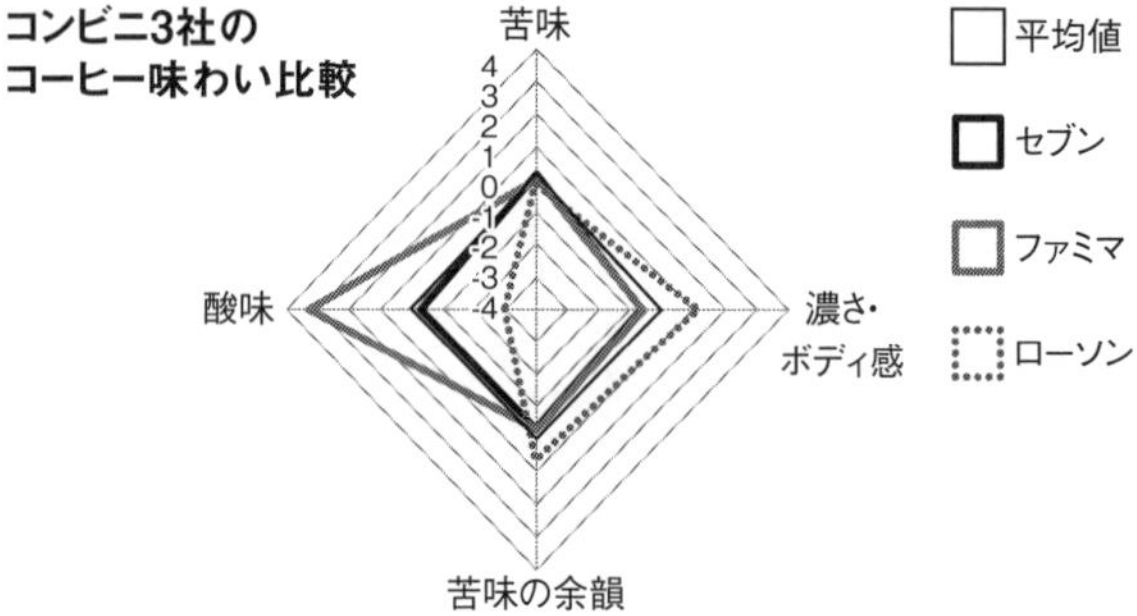

2015年です。ローソンのプレミアムコーヒーは、第三波の流行がコンビニで飲めるまでに広がりつつある、ということをしめしているのかもしれません。この第三波コーヒーの奥深さが浸透し、消費者に理解され、愛され続けられるかは、案外こういったコンビニコーヒーがその鍵を握っているかもしれませんね。独特の個性あふれる味わいですが、コーヒーファンから、苦味が苦手な方まで取り込める、注目すべき商品でしょう。

コンビニコーヒー味わい比較

さて、お待ちかねの2020年5月現在のコンビニコーヒー3社の味わいの比較を詳細にしてみましょう。

セブンイレブンは3社の平均的な味わいでした。ファミリーマートは酸味が特徴的であるためライトな感覚に、ローソンは酸味も少なくどっしりとした濃さと、苦味の余韻が特徴的です。季節やトレンド、ターゲットによってどんどんリニューアル（マシンが変わることも）されますので、たまに飲み比べてみるのもおもしろいでしょう。

アンケート結果では、セブンイレブンのコーヒーを選んだ人が最も多く、42％でした。ローソンが13％、ファミリーマートが9％という結果になりました。

味タイプ分けではどうでしょうか。

セブンイレブンは苦旨タイプ、ファミリーマートは甘旨タイプ、そして、ローソンは甘甘タイプ、甘塩タイプ、塩酸っぱタイプ、苦酸っぱタイプに好まれる傾向があると考えられます。

コーヒーと合う食べ物も、さまざま！

このトピックの最後に、「ペアリング」というものをご紹介いたしましょう。このペアリングというのは、おいしさを際立たせる食べ物の組み合わせ（ペア）のことです。

最近では、コーヒーペアリングというのも流行っています。コーヒーとケーキが合うのは当たり前ですが、一見合わなそうなものも、合うことがあります。

味覚センサーのデータを用いて、ペアリングを予測してみました。数ある組み合わせの中から予期せぬ組み合わせが発見できるかもしれません。話のタネに、試してみてはどうでしょうか？

○ペアリングの予測

セブンイレブンのコーヒーに合うと思われる食べ物
グラタン、焼き魚、もつ煮込み、焼きプリン、ミルクチョコ

ファミリーマートのコーヒーに合うと思われる食べ物
ゴーダチーズ、コロッケ、肉じゃが、アップルパイ、チーズケーキ

ローソンのコーヒーに合うと思われる食べ物
生ハム、レバニラ、焼き鳥、バニラアイス、パイナップル

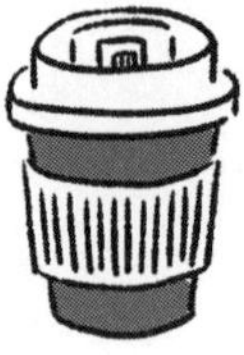

デザートにプリンはいかが？　なめらかvs.かため

食論争をデータで読み解いてきた第二部も、このトピックで終わりです。〝デザート〟にプリンの食論争をお送りしましょう。

なぜ「なめらか」はうまい？

現代では凝固剤を使って固めているプリンも多いですが、本来は卵の凝固作用を用いてつくるのがカスタードプリンです。この優しい食感にはまる人も多いでしょう。この食感抜きにはプリンは語れません。

プリンの硬さ革命を起こしたのは、「パステルのなめらかプリン」でしょう。やわらかさをとことん追求した。大ヒット商品です。口溶けが良いということは、口の中で風味が一気に広がり、より強く感じるということなので、人は虜《とりこ》になってしまうのです。

なめらかさがおいしさにどれくらいの影響を与えるのか。凝固剤の量を変えた「硬い・普通・やわらかい」の3通りのゲル状食品を用意すると、味の溶解の違いが想定できます。

凝固剤が少なくやわらかいものは口溶けが良く、すぐに口内に味が溶出されます。凝固剤

硬さの異なるゲル状食品の溶解による味の変化イメージ

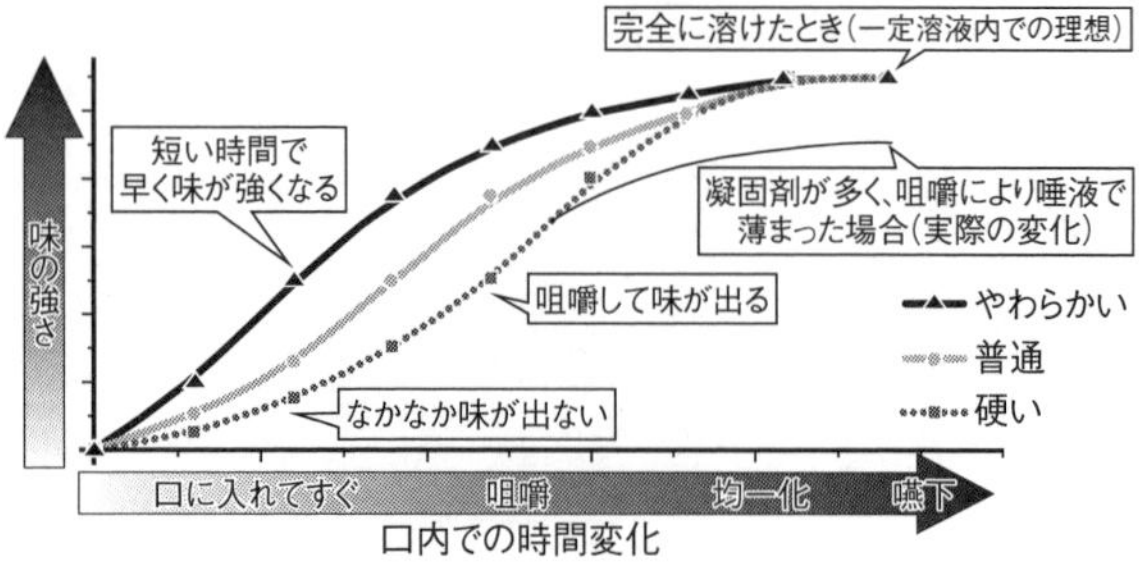

の量が多い・硬いものは、なかなか味が溶出しません。実際に咀嚼《そしゃく》したときには、唾液で薄まるなどして、味はもっと弱く感じるでしょう。凝固剤が多ければ、においもマスキングしてしまうことが多いため、風味はさらに損なわれるでしょう（この風味をうまくリリースできる凝固剤の種類もさまざまな食品メーカーで多く研究がされています）。

それではいっそのこと、「固めないで液体のままでいいのでは？」となりますが、それでは味わうことなくすぐに飲み込んでしまい、飲んだ容量に対して味わえる風味の量が少なく、非効率的です。凝固剤でほどよい硬さ・粘性等が生まれることで、口内滞留時間が長くなり、味を長く感じるのです。さらに、口内で温められることで、においも多く揮発し、強い風味を形成することができるのです。

口溶けを考慮した味のリリース分析（2013年測定）

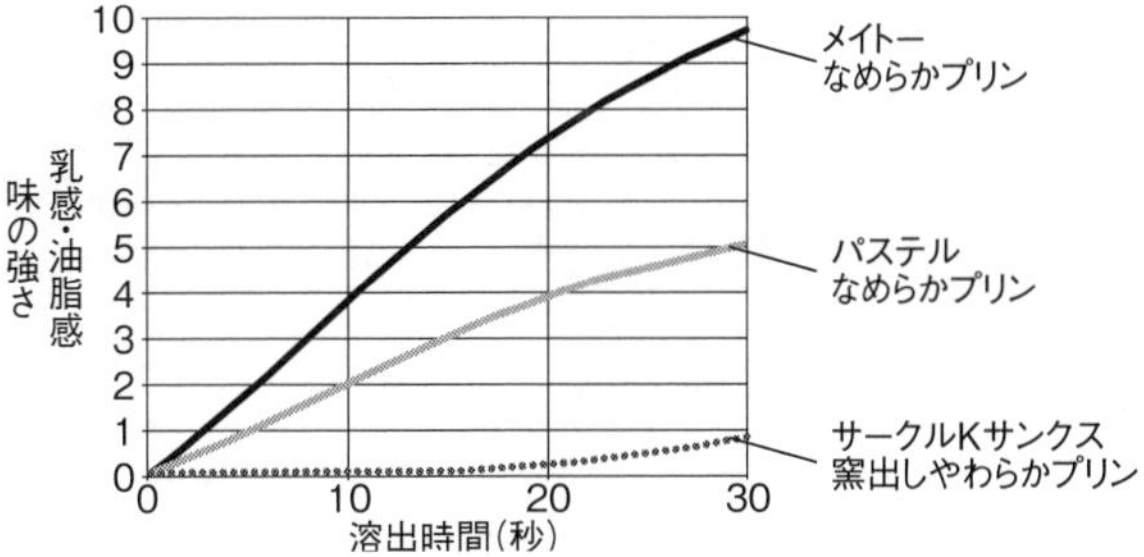

なめらかプリン戦線異状なし

その始まりは1993年。「パステルのなめらかプリン」が誕生しました。

当時は硬いプリンが主流の中、店舗内提供とテイクアウトで瞬く間に口コミで広がりました。まだSNSなどなかった時代ですが、大流行しました。

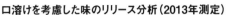

このパステルの人気に、大手メーカーやコンビニPBも続き、1999年にメイトー（協同乳業）が発売した「メイトーのなめらかプリン」、今はなきサークルK・サンクスが2007年に発売した「窯出しとろけるプリン」（現在ではファミリーマートで販売）と、いずれも今でもロングセラーとなっています。

では、これらやわらかプリンの「口溶けを考慮した味の口内へのリリース分析」の比較を見てみましょう。先の食

パステルのなめらかプリンの味わい比較

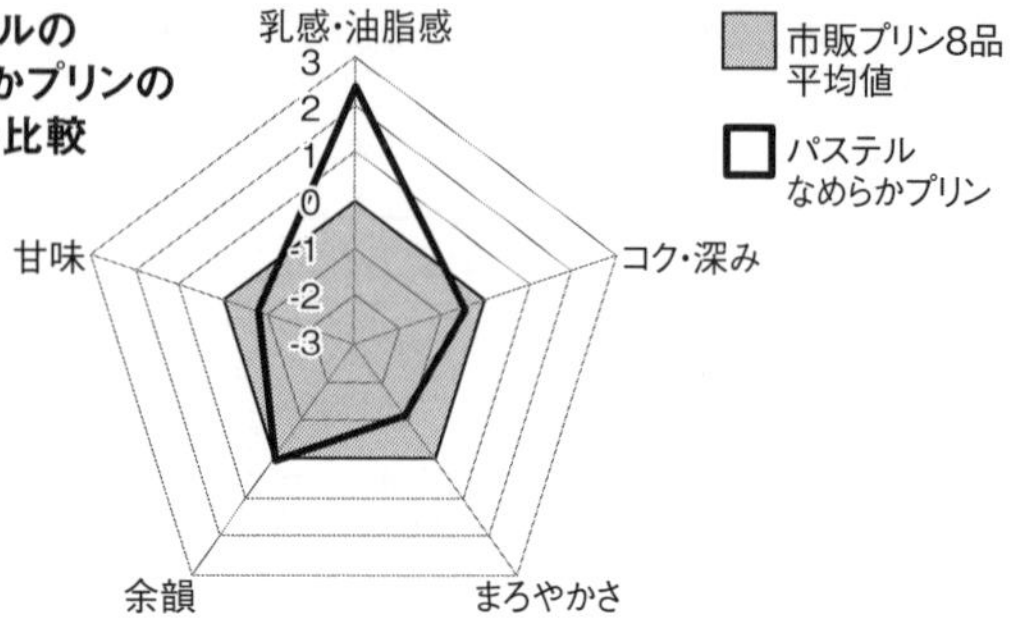

各社のプリン硬さ比較

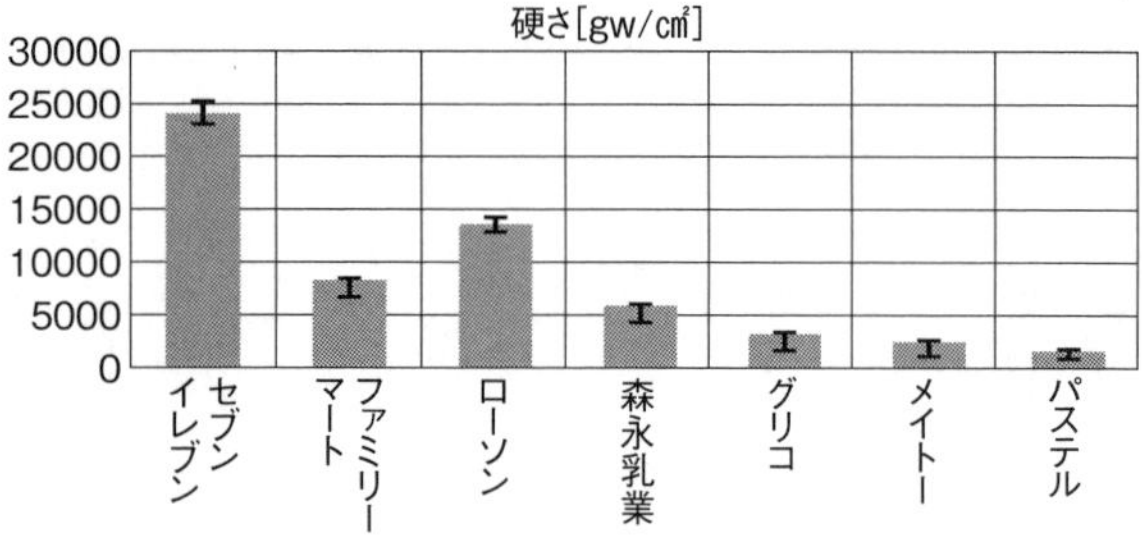

感を考慮しない味の変化イメージと異なり、口溶けを考慮した特殊な測定方法を用いました。

2013年のメイトーのなめらかプリンは、味のリリースの面で当時のパステルを凌駕《りょうが》する早さであることがわかります。もちろん、味の設計の仕方で、少しプリンを噛《か》んだ程度の崩壊で、高濃度の味をリリースし、インパクトのある味

プリンの流行の移り変わり

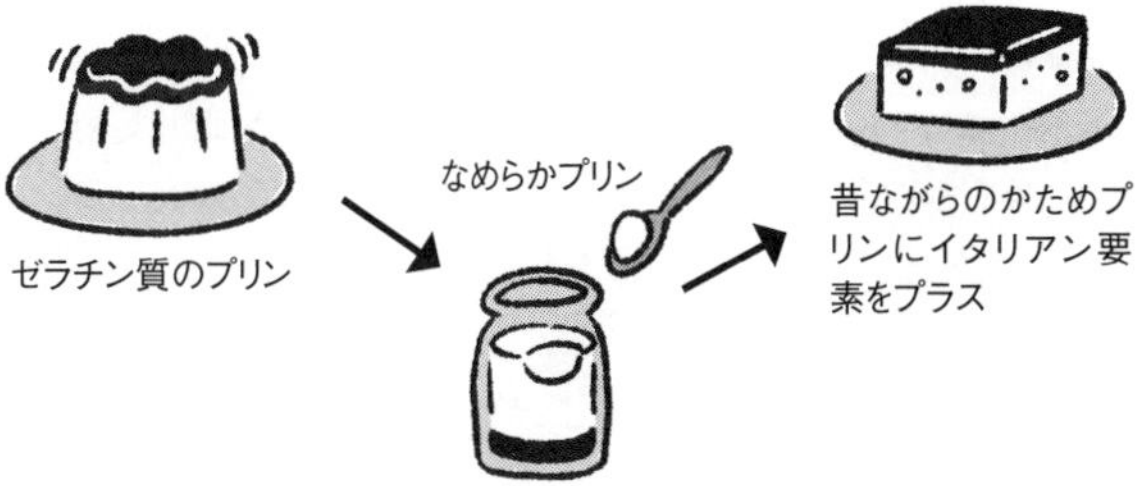
ゼラチン質のプリン
なめらかプリン
昔ながらのかためプリンにイタリアン要素をプラス

を演出することもできます。しかし、なめらかプリンは、ほどよいやわらかさで強い風味を一気に口の中に放出することで、人を虜にすることに成功しました。今もなお人気が高く、ジャンルとしても定着したのです。

現在、コンビニなどで購入できるプリンは意外にも多く、品ぞろえの良いところではなんと5種類以上のプリンが手に入ります。そのようなロングセラー品である一般的なプリン8品と現在のパステルのなめらかプリンの味と硬さを比較してみましょう。

パステルのなめらかプリンは、生クリーム等の乳由来の味わいが特徴的です。さらに他の味はやや控えめな分、それがさらに際立つような味わいです。食感は他社製品とくらべてもやわらかく、焼きプリンの1／3以下の硬さであることがわ

各社の「かためプリン」の硬さ比較

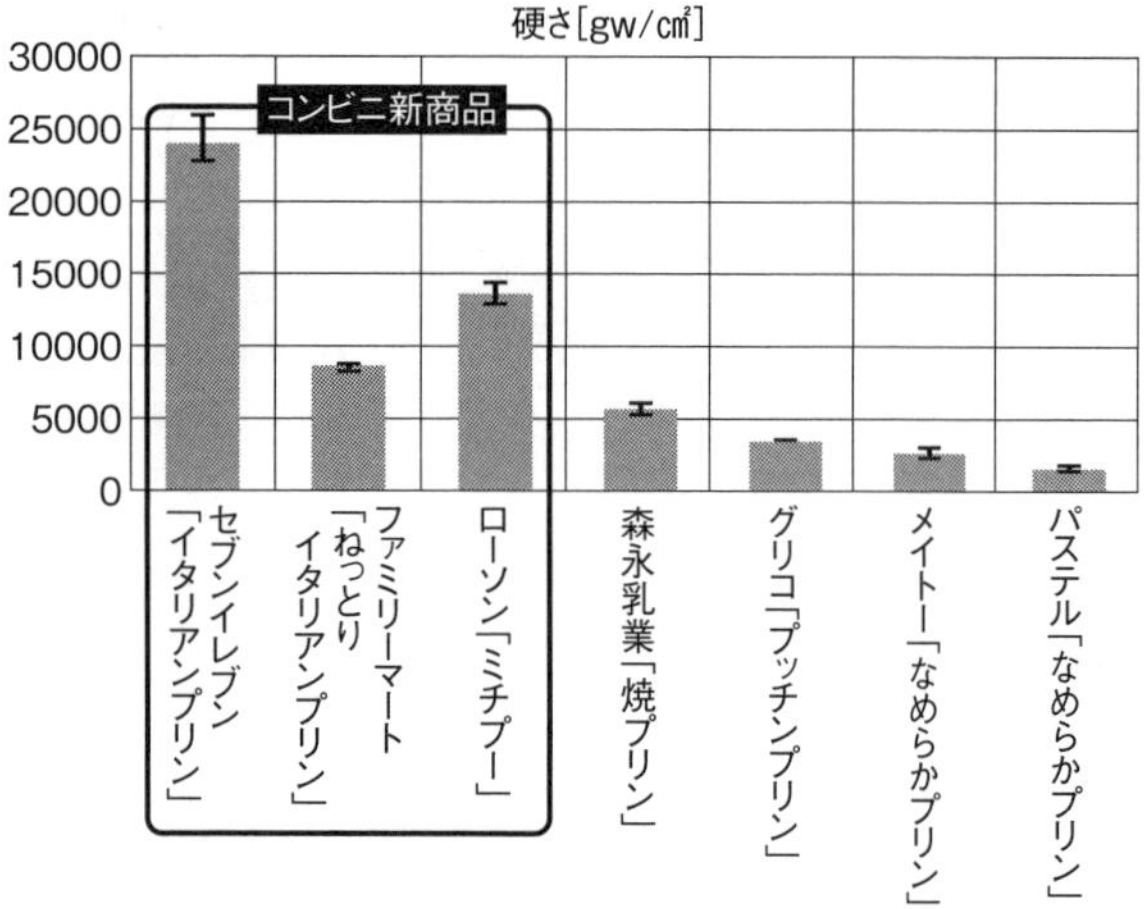

かります。凝固剤の実験では、やわらかければ味のリリースが早く、味自体も強く感じることを考えると、やや控えめな甘味でも十分に強く感じることができます。最も特徴的な乳感も、同様に強く感じるでしょう。

原点回帰？の「かためプリン」

「やわらかプリン」が売れ続けると、その反動で、歯ごたえのあるプリンが登場しました。「かためプリン」です。

「かためプリン」は、2020年現在、コンビニを中心にイタリアンプリンや濃厚プリンと称した商品が登場。瞬く間にヒットしました。その硬さを見てみましょう。

各社の「かためプリン」の粘り比較

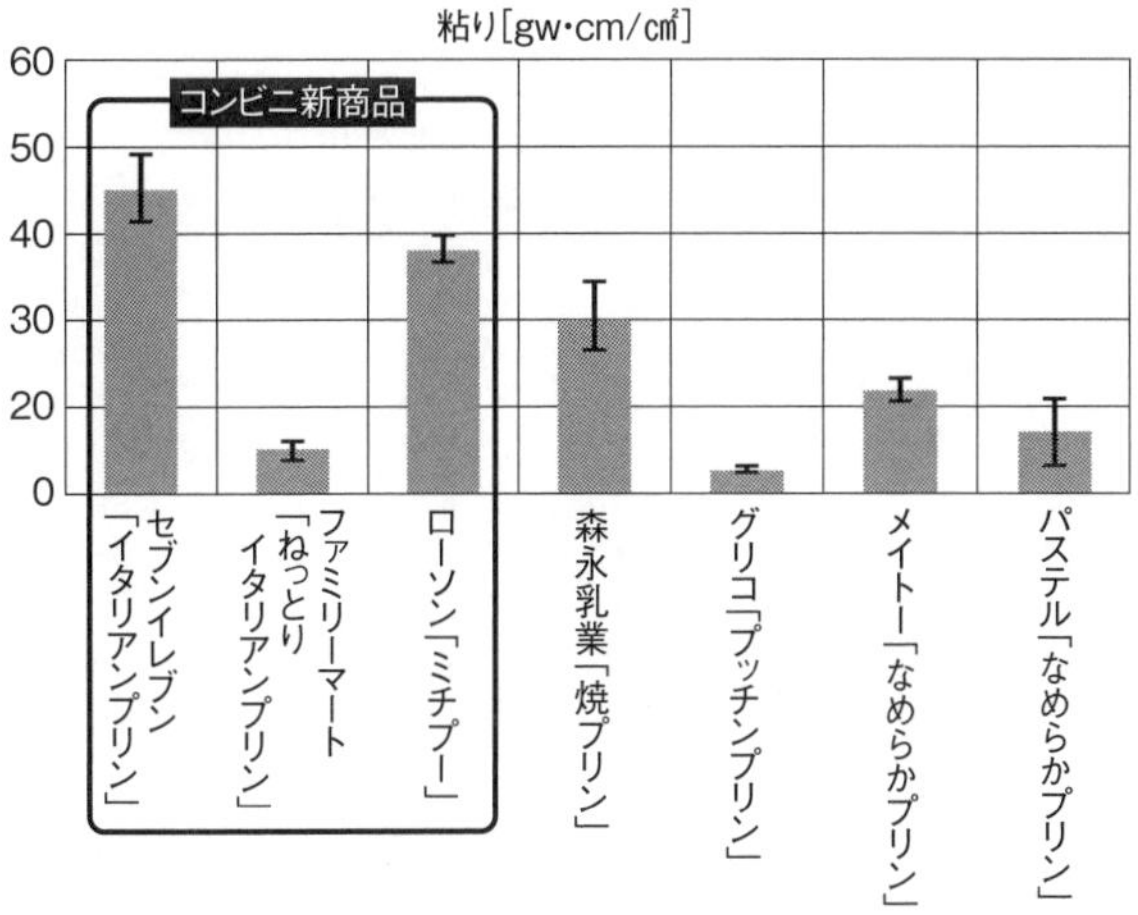

見ただけで非常に硬いことがわかると思います。セオリー通りに考えると、硬い分、口に入れ咀嚼せねばならず、味のリリースも遅いことが考えられます。しかし、硬いだけでなく、「粘り」があります。

特にセブンイレブンの「イタリアンプリン」とローソンの「ミチプー」は、ネットリとチーズのように絡みつく製品ということがわかります。ファミリーマートは特殊で、焼きプリンのような「かためプリン」と「やわらか系プリン」の性質を持っており、商品名である〝ねっとり〟は2社とは異なる性質であることを示唆しています。

やわらかさの対抗としての硬さだけでな

い「ネットリ感」が、今までにない商品で、いわば「ネットリ系プリン」といったところでしょうか。特にセブンイレブンやローソンの「ネットリ系プリン」は、舌や口内に直接絡みつくので、唾液で薄まりにくく、口内の滞留時間も長くなり、非常に濃厚に感じるでしょう。

2019年、バスクチーズケーキが流行したことから、こういった食感を有する濃厚系スイーツの流れを受けているのではないでしょうか。

では最後に、この「ネットリ系プリン」3品を加えて味わいをくらべてみましょう。

「ネットリ系プリン」の特徴は乳感・油脂感ということがわかります。これはなめらかプリンの特徴を含んでいるといえるでしょう。ちょっと不思議なネットリ食感を出していたファミリーマートの製品は、この味わいが強く、商品名はまさに、この乳製品独特の感覚をいっているのかもしれません。

セブンイレブンはコク・深み、まろやかさが特徴で、カラメルや卵黄由来の味わいを十分に感じさせる味わいということがわかります。

ローソンは2社の中間的な要素やパステルの要素も含まれているといえそうです。

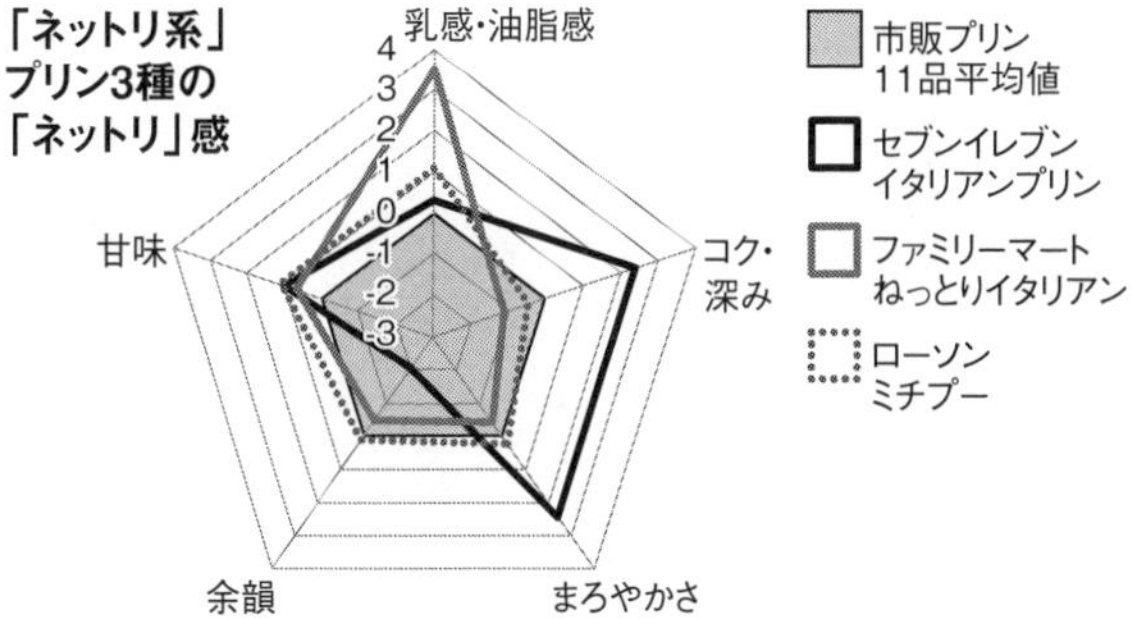

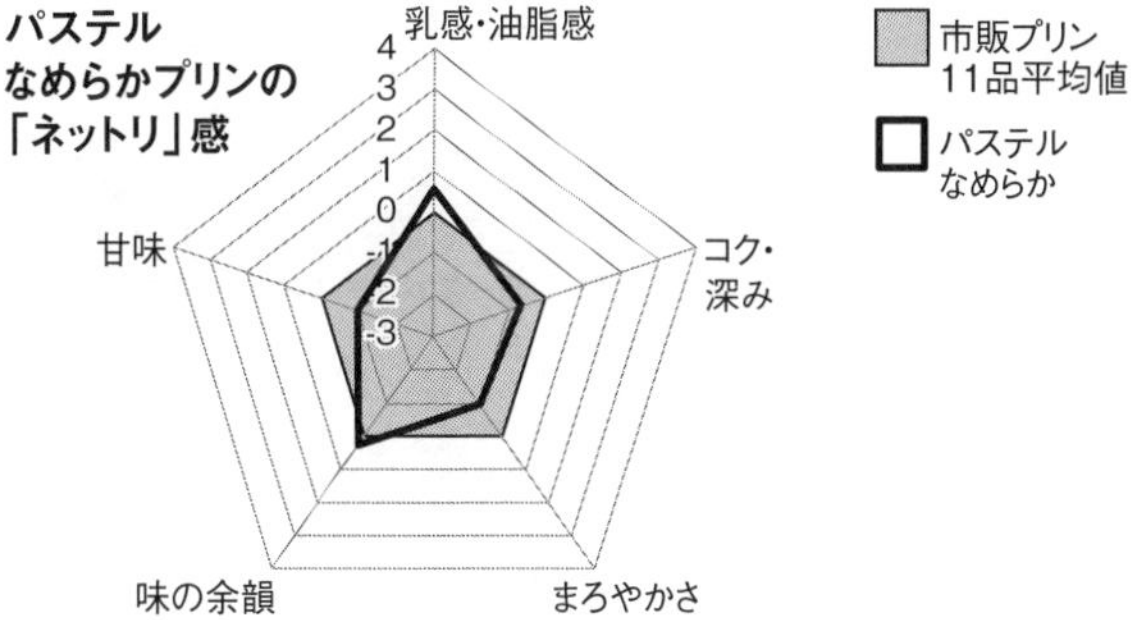

やわらか派か硬め派で派閥がありますが、アンケートの結果では、やわらかめ28%、硬め23%、普通のかたさが48%となりました。やわらか派、硬め派、いずれの派閥も固定票があるものの、普通が一番、といったところでしょうか。

データ上で好みに合うと思われる市販のプリンを、味タイプごとに見てみましょう。

甘甘タイプ、甘塩タイプはローソンのミチプーが、甘旨タイプ、苦旨タイプは森永の焼きプリンが、塩酸っぱタイプはファミリーマートのねっとりイタリアンプリンが、苦酸っぱタイプはパステルのなめらかプリンが合うと考えられます。

この「ネットリ系プリン」は味も食感も特徴的で濃厚なため、たくさんの量が食べられません。毎日これを食べられるかというとおそらくそうではなく、飽きが来やすい、つまり感性満腹感（味など刺激が強すぎたり、単調すぎたりすると食べられなくなる）に陥りやすいことが予想されます。その分1個の包装も小さくできています。自分へのご褒美に、たまに買われる方などがターゲットなのかもしれません。

現在、スイーツの流行が濃い味（タピオカミルクティ、チーズティ、ベイクド○○等）の傾向が続いているため、おそらくはそろそろさっぱりタイプのものが復活していくかもしれません。ただ、スイーツにはファッション性・芸術性なども大きく要素に含まれ、そうそう甘くない世界ではあるんですよね。

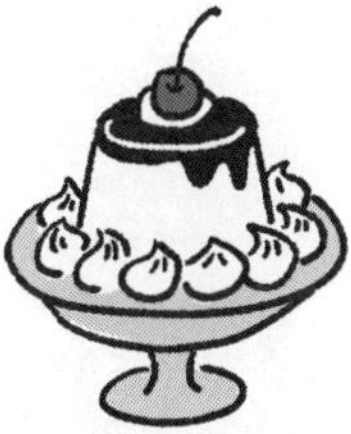

第三部
食の未来

代替食にＡＩ食……広がる食の未来

いつか肉が肉でなくなる!?

将来食料危機が起きて、人類は昆虫を食するようになる――。

そんな話を聞いたことがあるでしょうか。一部の好事家の間では親しまれている昆虫食でしたが、無印良品がコオロギのパウダーを使ったせんべいを発売するなど、少しずつ市中でも昆虫食が広まりつつ……あるでしょうか……？

実際に、昆虫食が主流になるかはさておき、何かを元の食材――たとえば、牛肉のように思ってもらうためには、さまざまな研究が必要です。

ハンバーガーの味データ比較（↓94ページ）でも紹介したとおり、大豆原料の肉の代替食「ソイミート」は、そうした研究が結実して、ハンバーガーチェーンのメニューにも取り入れられるほど、おいしく改良されました。

こうした、食の未来を照らすさまざまな技術が、今まさに華開いてきています。

ＡＩ料理人「シェフワトソン」降臨！

イリノイ大学のラヴ・ヴァーシュニー教授は、「あなたはあなたの食べたものでできている」といいました。そして、続けて、「10年後にはあなたはＡＩがつくったものでできている」とも。このヴァシュニー教授が率い、ＩＢＭとボナペティ社（米国の料理雑誌出版会社）が共同開発したのが、ＡＩ食の先駆けとなった「シェフワトソン」です。

シェフワトソンは、膨大な料理に関するデータを分析して、さまざまな料理を提案することのできるＡＩです。既存のレシピから最適なものを選び出すのではなく、データからその状況を認知して、一見とっぴにも思えるような料理を提案します。

たとえば、インド風ターメリックパエリア、トルコ風ブルスケッタ、スイス・タイ風アスパラガスキッシュ、日本風わさびカクテルなどなど、聞いたことのない、思いもよらない料理の数々を提案しています。

これらのきわめて独創的な料理は、「1、驚き」「2、楽しさ」「3、シナジー（食材・調理法の相互作用)」の3つの基準から導き出されたものです。

料理界のニューフェイス、その腕前は?

さて、われらがシェフワトソン、発想はオリジナリティにあふれていますが、はたしてその味はどうでしょうか。「日本風わさびカクテル」を例に見てみましょう。

「日本風わさびカクテル」のつくり方を見てみると、その過程で「サムライ・ロック」というカクテルをベースに、わさびとタイムを加えていることがわかりました。そこで、サムライ・ロックにわさびを加え、味の変化を測定しました(タイムはきわめて少量で味というよりも香り出しに寄与すると考えられるため、加えていません)。

味覚データを見てみましょう。わさび由来の刺激が、先味にも、後味にも加わっています。ボディ感も増しています。さらに酸味が減少し、カドがとれたまろやかな味わいに変化しています。

香りの面ではどうでしょうか。共通する香気成分を持つ食材同士は相性がいいのですが、

サムライ・ロックにわさびを加えた時の味の変化

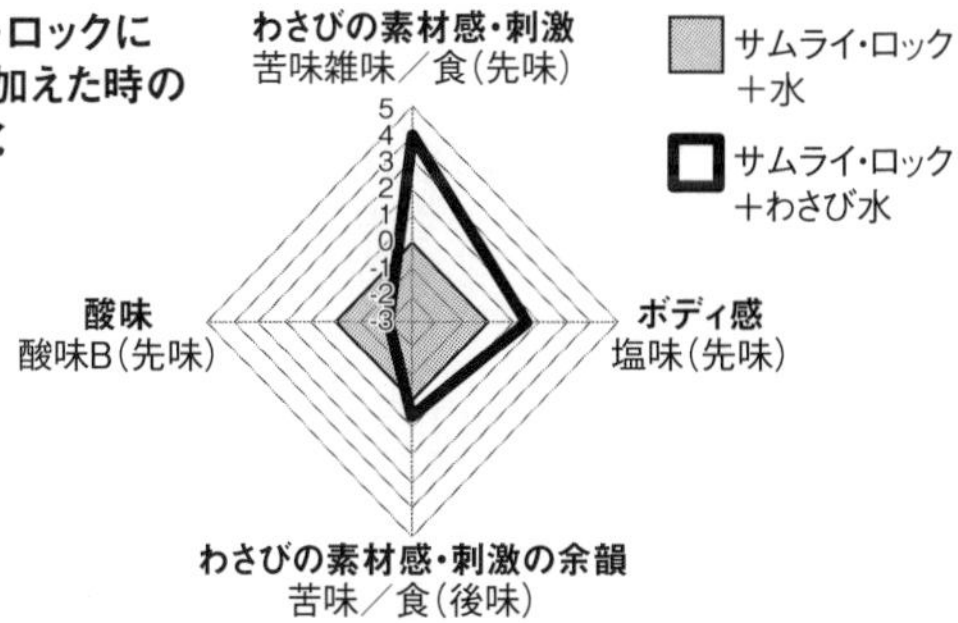

なんと、タイムとライムはまさに、親和性の高い食材でした。さらにくわしく、香りのもととなる揮発性化合物がどのくらい一致するのかも調べました。タイムは２１３の化合物を、ライムは52の化合物を含んでいました。共通していた化合物は33。少しわかりにくいかもしれませんが、これは、十分にライムとタイムが香りの面でもぴたりと合うことを示しています。

ちなみに、日本酒、ライム、わさび、タイムにはある共通の化合物が含まれていました。「アセトアルデヒド」です。アセトアルデヒドというと、二日酔いを引き起こすイメージですが、濃度が低いと、花やフルーツ、グリーンアップルなどのようなさわやかな香りの香気成分にもなりうるのです。

シェフワトソンは、一見、エンタメ的で実際のおいしさとはかけ離れてしまうのでは？と思われるレシピばかりですが、データに裏打ちされた「おいしさ」を提示しているのです。食のグローバル化が進む中で、こうした組み合わせの妙の需要は広がっていくでしょうか。もっとも、他の国で修行をして経験を積んだ人間のシェフにとっては、すぐに独創的なレシピを提案してしまうシェフワトソンは悔しい存在かもしれませんが……。

ペアリングをどう考える?

ペアリングやマリアージュという、いわゆる食べ合わせが昨今では重要視されています。カッコよくいえばペアリングとは、その食べ物または飲み物、はたまたその両方が新たなる風味や価値を生み出し、さらなる高みにたどり着くものといったところでしょうか。ソムリエや利酒師やバーテンダーなどの個性が見受けられるものともいえるかもしれません。最近では、学校給食で「ご飯に牛乳は合わない」というようなことも話題になることもあります。この牛乳問題を考えると、栄養的なことはこの際無視して、おいしさを探求することが今も昔もペアリングの目的といえるでしょう。

そもそもペアリングとはなぜはじまったのでしょう?　2つを合わせてそこに〝何かを見出す〟のがペアリングです。おそらくは「これと一緒に食べるとおいしいよ（おいしさ追求型のペアリング）」という感情の共有が原点のはずです。もう少し原始的に考えると「これと一緒に食べると毒に当たらない（薬学的なペアリング）」といったことも想像できます。

現代では〝おいしさ〟を商売に結びつけることが多いため、それなりの対価にはそれなりのペアリングの感動を求められます。しかし100人いたら全員にウケる100％のペアリングは存在しません。おいしさとは個人の食経験や体調、食の楽しさ・興味の追求など、さまざまな要因で構成されています。

おいしさの多様性を理解し、それを考慮しつつ、提供側も食べる側も笑顔になれるのが真のペアリングでしょう。たとえ、お刺身にコーヒー牛乳を飲んでもその人がおいしいと感じればOKなのです。

マグロの刺身と日本酒はなぜ合う？

定番の組み合わせはなぜおいしい気がするのでしょうか？　組み合わせの定番だから？　伝統のようなもの？　飲み屋の雰囲気が良いから？　それもありです。

日本酒とマグロの刺身を例に考えてみましょう。日本酒のアミノ酸や有機酸やある種の香気成分が、魚の生臭さを抑えてくれたり、日本酒のアミノ酸系のうま味とマグロの核酸系のうま味が相乗効果を起こしてくれるから……というのが一般的な解釈の一つではないでしょうか。もちろんこれ以外にもおいしいと感じられる〝何か〟がまだまだ潜んでおり、科学者が気づいていないことがたくさんあります。

さて、マグロと日本酒のペアリングといってもマグロの種類や部位、釣り上げた季節・保存状態・熟成・切り方、そして日本酒の銘柄や造り、酒米、酵母、仕込み水、冷・燗なども考慮していく必要があるでしょう。これを網羅するには普通の人にはちょっと難しいですね。さまざまな角度でペアリングができるようになるよう、味覚や嗅覚などの観点から考えていきましょう。

ペアリングのポイント1「味覚の同調・加減」

まずは味のバランスを考えましょう。味覚には甘味・うま味・塩味・苦味・酸味があります。渋み・辛みは厳密には味覚ではないですが、今回は入れて考えてみます。

甘味・うま味・塩味は先天的に人間が好む味わいで、苦味・酸味・渋み・辛みは先天的には嫌いで、後天的に経験を積むことで食べられるようになります。これらの味のバランスを考えるのがペアリングの第1歩です。でもこれらは「本能」ですから、私たちは知らずに感覚で合うもの同士を見つけたり、好んで食べたりしています。ですが、次のことを知っておくと、よりおいしい組み合わせを見つけられるようになるでしょう。

①料理と酒の「苦味または酸味を同程度」にする

例：さんまや鮎の苦味のある魚と苦味の強いビール

この場合、ビールの苦味で素材の苦味を感じにくくなります。また、苦味の許容度を超えて、まさに〝苦い体験〟になる可能性もあります。酸味も同様ですが、果物系のクエン酸・リンゴ酸・酒石酸の酸味や、発酵系などの乳酸・酢酸・コハク酸系の酸味は質が異なりますので、混ぜるな危険とまではいいませんが、おいしい食体験になるかは微妙なところでしょう。

②甘味、うま味は「ヒトが嫌う味：苦味、酸味、渋み、辛みの調整・緩衝役」と考える

例：コーヒー（苦味）とケーキ（甘味）、寿司（うま味）と茶（苦味・渋み）

「肉・魚・チーズ（うま味）等」と「ビール（苦味・酸味）やレモンサワー（酸味）やワイン（酸味・渋み）」等甘味の少ない果実や柑橘《かんきつ》類（苦味・酸味）にフルーツ系リキュール（甘味）をかけるなど。

③塩味は味の相互作用や強調の役割を担うことが多く、好みで足せるようにしておくと良い

例：ビールと塩辛いもの、ソルティ・ドッグのスノースタイル（塩味が苦味を抑制する）、スイカに塩、お吸い物の出汁と塩分（ほどよい塩味がうま味・甘味を強く感じさせる）など。

ペアリングのポイント2「においの類似性」

ペアリングでは、においも重要です。においのペアリングとしてわかりやすいのが、「似ているもの同士のにおいは相性が良い」です。想像してみてください、オレンジとみかんは相性が良いですよね？　この一見単純な法則ですが、実際にペアリングを考えることになると、結構難しいのです。〝モノ〟にどんなにおいを感じるかを、言葉で例えなくてはいけません。ソムリエはワインをぶどうのにおいとは例えません。違うものに例えるのがお仕事です。熟した赤い果実、さわやかな草原、湿った小石、子犬が濡れたにおい……など。これは想像できればできるほどセンスがあります。最近は便利なにおいの相性予測のでき

る「FOODPAIRING®」というサイトもありますので使ってみるのも良いでしょう。
以下に合う例を挙げましょう。

例：日本酒の大吟醸（パイナップルなどのフルーティな香り）またはフルーツリキュール（ライチやピーチ）と果物
例：パンとワイン（双方ともイースト菌が共通し香気成分が似るものもある）、漬物とチーズ（硫黄系・酸臭などの同調）
発酵食品と発酵食品が合わせやすいです。
例：黒胡椒をゆず、レモン果皮などの代わりに使用
黒胡椒は、実は柑橘系の香気成分です。

においのペアリングには、組み合わせで新たなにおいをつくるという高等テクニックもあります。たとえば臭いチーズとバニラを合わせるとチョコレートのような香りになったり、豆乳と白みそとはちみつを混ぜるとキャラメルのような風味になったりします。意外

なものの組み合わせで別物の香りになると、人は感動しおいしさを感じます。やはりそれには日々どのようなにおいがするかを感じ、覚えておかなくてはなりません。

ペアリングのポイント3「分解・再構築する、代替品を考える」

においや味を改めて考えながら感じるのも意外と大変なもので、そんなものいちいち意識してたら食がつまらなくなるという方に、手軽な楽しみ方をご紹介します。身近な食べ物で考える、という方法です。

たとえばいちごのショートケーキを分解すると「いちご」と「生クリーム」と「スポンジ」になります。これをバラバラに食べ、口内で混ぜ合わせたら「ショートケーキ」のペアリングです。つまり「料理はすでに相性の良いもので構成されている」ので、これを参考に分解して考えると簡単です。「いちごをジュース」にし、「クリーム入りのロールケーキ」を提供したらペアリングの完成、というわけです。

何かを置き換えたりするのも効果的です。「トマトにザラメをつけて」食べてみましょう。トマトはいちごの味わいに近く、ザラメの食感がいちごの種を彷彿とさせます。このいちごのようなトマトをショートケーキに使ってみる、というのもおもしろいかもしれません。

プリンにしょうゆでウニの味になるという驚きの食べ合わせも好事例の一つです。プリンのカラメル部分はいりません。きちんと卵で固めてあるプリンを使うのがポイントです。卵には実は魚介のようなにおいがふくまれていて、そこに卵黄のリン脂質、なめらかさなどがうまく合わさった結果、ウニと一瞬間違えてしまうのです。

どんな味わいや風味が「いちご」や「ウニ」などを構成しているのか、一度試して感じてみてください。このようにどんどん分解と再構築を繰り返し、代替品を探してカクテルや料理をつくる「ミクソロジーカクテル」や新しい科学的な料理の「分子ガストロノミー」というものが最近ではお店で楽しめるようになってきています。

マズいを究める!?

日本はほとんどのものが美味であると私は思います。それは食へのこだわりの強さや食品加工の技術の高さ、そして世界的に見ても裕福であるからなどの理由があると考えられます。この日本では、まずいものを探すのは大変ですが、このまずい組み合わせの法則を知れば、まずいものを避けることができます。

この世のまずい組み合わせの一つとして、海産物と赤ワインがあります。キムチ（オキアミなどがたっぷり入った海産物調味料が入っている）や数の子と赤ワインという組み合わせがまずいといわれています。これは、赤ワインにふくまれる第2鉄イオンがキムチや数の子にふくまれる脂質を酸化することにより、生臭いアルデヒド系化合物などが生成され、不協和音が口内で発生することが報告されています。身近な例でいうと、硬貨や鉄棒を触ったときに手から独特の金属臭がすると思いますが、原理は同じです。手の脂質が金属により酸化してできた化合物のにおいなのです。ではこれを防ぐにはどうするか？　赤ワインにレモンを絞ることで鉄イオンをキャッチ（キレート）させ、脂質を酸化させない方法があります。

日本人のペアリングはちょっと特殊？

海外の方と日本人は食べ方が大きく異なります。日本人は口中調味ともいわれる食べ方で、口の中で混ぜ合わせ良い塩梅にする食べ方をします。口内で混合する食べ方をする分、どんな人もペアリングの達人といえるかもしれません。

口中調味の食べ方を常にしているとすれば、飲料と固形物の食べ合わせをした場合、日本人のほうが口内で混合する固形物比率が高いと考えられます。海外の方は食べ物を飲み込んでから飲み物を口に入れるため、混合比率が低く、固形物と飲み物の味がはっきり区別されているとも考えられます（海外では、口中調味はお行儀が悪いということで、公にはできません）。

つまり日本人は、口内で深い混ざり方のする調和のペアリングも体感しているということです。そして混合比率は気分や食べ物の性質（濃い・薄い・水分が少ない、クセがある、苦手なもの……）によって大幅に変えられますから、個人の自由度の高い食べ合わせを可能とするでしょう。また、ペアリングやマリアージュといった言葉は海外のものですから、海外で合うとされたものや技法も、日本人視点で考え直さなくてはいけないのかもしれません。

ペアリングの最終奥義

前述した、ソムリエがワインの香りをさまざまなものに例えることができるのは、記憶しているからです。普通の人は思い出の味や感動するほどおいしかったもの、反対にとてもまずかったものは覚えていますが、普段から毎日の食の味を覚えるということはしません。ソムリエは日々、自分の感性を知覚し、記憶していくことによって、高度なテクニックを身につけているのです。

最近では、カメラ付き携帯をもっている方がほとんどですので、食べる前に写真をパチリ。それを1週間後、1ヶ月後、半年後に見てどのような風味がしたかなど思い出す練習をすると良いでしょう。自分の好きなラーメン屋さんやお菓子屋さんでは、知らずにその好き好みを覚えて、店舗比較をしているはずです。もし余裕があるならば2種類以上の製品を揃え、その場でくらべることをおすすめします。

おわりに

この本では、味の嗜好性《しこうせい》タイプを簡単に6つに分けましたが、実は、実際の研究では、22パターンほどに分類しています。あなたの好みと一致したでしょうか？「おいしさ」には、味だけでなく、においや食感も重要ということは、本書でくり返し説明しました。ですから、味の嗜好性タイプがわかっても、まだまだあなたが「おいしいと感じる」嗜好性を丸裸にすることはできません。でも、味の嗜好性タイプを知ったことで、なんとなく感じていた「おいしい」を意識して、その理由に少しは関心をもたれるようになったのではないでしょうか。


さて、「おいしさ」には、嫌いなものの体験も重要です。

私は大学に入るまでコーヒーが飲めませんでした。家ではお茶類をメインに飲んでいたからでしょう。しかし、今ではブラックコーヒーを飲めるようになりました。

ほかにもあります。生のトマトが嫌いでした。しかし、トマトケチャップは食べられました。ケチャップをトマトにかけたら食べられることを発見し、だんだんとサラダに必ずと言っていいほど鎮座している赤いヤツを克服しました。

大人になってからは、いろんなお店の食べ歩きや居酒屋にくり出します。先輩のチョイスで謎の珍味を食べてみたり、味が嫌でも無理やりお酒で飲み下したりして、でもそれはそれで飲食の楽しい雰囲気の中では良い体験となり、トラウマにはなりませんでした。

昭和生まれの人は特に、学校給食で残すことが〝悪〟でした。モッタイナイという文化は非常に重要ですが、こうした「お残し禁止！」は、逆に食べられないものを増やすことにも繋がることが、今ではわかっています。

飽食時代の今では残す勇気という概念も健康上大事で、残さないためにもその人にあった分量や嗜好、周りの配慮が重要です。時代が変われば食の考え方も変わり、自分の嗜好も食経験を積んで徐々に変わっていくのです。

最近では小学校でも食育が盛んに行われています。今の子どもたちがどのようなおいしさを求めるのかはわかりませんが、昔よりも食からはじまる交流や楽しみを大事にしてくれるのではないかと思っています。食育は子どもだけのものではなく、大人や高齢者のための考え方でもあるので、ライフステージごとに大人が学んでも楽しいでしょう。

よく、「面白い仕事をしているよね」といわれます。

確かに、就職活動中に「味を数値化し、おいしさの証明をする会社ってすげー面白そうじゃん！」と、分析雑誌の記事に興奮したのを覚えています。

実際にこの仕事をしてみると、単純なことでも奥深いことがたくさんあったり、わかっていないことのほうが多くて歯がゆい結果になってしまったり……。かと思えば、逆に大発見もある、楽しいお仕事です。

味の専門家ではないという読者の皆さんも、おいしさに疑問を持ったとき、研究者の第一歩を踏みだしているのではないでしょうか。あーだこーだ言うのも食からはじまる交流の醍醐味《だいごみ》で、そこに絶対的な答えは必要ないのかもしれません。

この本は、新型コロナウイルスの感染拡大という有事に執筆を行っていましたが、食からはじまるコミュニケーションというのは、非常に大事であったことを身に染みて感じています。東京都で緊急事態宣言が解除され、数か月ぶりに近場のなんてことはない焼き鳥屋で同僚と食べたせせりと生ビール。おいしくて感動しました。もしお気に入りのお店のディナーを食べたらどうなってしまうのでしょうか？　きっと「うまい！」というに違いありません。そこに科学が入り込む余地はないのかもしれませんね。

2020年6月　髙橋貴洋

高橋豊三,2000,ビールの機能性-II. 医学生理学的機能2,日本醸造協会誌,95巻,4号
池田稔,1989,軟口蓋の味覚,口腔・咽頭科,1巻
上田隆宣,2007,レオロジーで不均一性を測る—不均一はおいしい?,日本バイオレオロジー学会誌,21巻,2号
『減塩調味の知識』太田静行著（幸書房、1993年）
『食肉鶏卵をめぐる情勢（令和2年5月）』農林水産省,https://www.maff.go.jp/j/chikusan/shokuniku/lin/attach/pdf/index-326.pdf（2020年6月19日閲覧）
『マギー キッチンサイエンス —食材から食卓まで—』Harold McGee著、香西みどり監訳、北山薫、北山雅彦訳（共立出版、2008年）
山口静子,2008,うま味の基本特性とおいしさへの寄与（〈特集〉うま味発見100周年記念公開シンポジウム-5）,日本味と匂学会誌,15巻,2号
Yasuka Toda, Tomoya Nakagita, Takatsugu Hirokawa, Yuki Yamashita, Ayako Nakajima, Masataka Narukawa, Yoshiro Ishimaru, Riichiro Uchida, Takumi Misaka,2018,Positive/Negative Allosteric Modulation Switching in an Umami Taste Receptor (T1R1/T1R3) by a Natural Flavor Compound, Methional,Scientific Reports, volume 8, Article number: 11796
Jue-Sheng Ong, Liang-Dar Hwang, Victor W. Zhong, Jiyuan An, Puya Gharahkhani, Paul A. S. Breslin, Margaret J. Wright, Deborah A. Lawlor, John Whitfield, Stuart MacGregor, Nicholas G. Martin & Marilyn C. Cornelis,2018,Understanding the role of bitter taste perception in coffee, tea and alcohol consumption through Mendelian randomization,Scientific Reports volume 8, Article number: 16414

〈第三部〉

『Cognitive Cooking With Chef Watson: Recipes for Innovation from IBM, Institute of Culinary Eduction』Stephen Baker、Stephen Hamm著、Pennie Rossini編（Sourcebooks、2015）

参考文献

〈第一部〉

『美味礼讃』ブリア＝サヴァラン著、玉村豊男編訳（新潮社、2017年）

『ジョジョの奇妙な冒険PART1ファントムブラッド2巻』荒木飛呂彦著（集英社、2002年）

Benoist Schaal, Luc Marlier, Robert Soussignan,2000,Human Foetuses Learn Odours from their Pregnant Mother's Diet,Chemical Senses, Volume 25, Issue 6

Keiko Yasumatsu,Shusuke Iwata,Mayuko Inoue,Yuzo Ninomiya,2019,Fatty acid taste quality information via GPR120 in the anterior tongue of mice, Acta physiologica

『美味しさの脳科学：においが味わいを決めている』ゴードン・M・シェファード著、小松淳子訳（インターシフト、2014年）

『匂いの科学』髙木貞敬、渋谷達明編（朝倉書店、1987年）

『咀嚼の本―噛んで食べることの大切さ』特定非営利活動法人 日本咀嚼学会編（一般財団法人 口腔保健協会、2006年）

『「おいしさ」の錯覚　最新科学でわかった、美味の真実』チャールズ・スペンス著、長谷川 圭訳（KADOKAWA、2018年）

山口静子,2012, 官能評価とは何か,そのあるべき姿,化学と生物,Vol. 50, No. 7

〈第二部〉

『食べることの心理学――食べる,食べない,好き,嫌い』今田純雄著（有斐閣、2005年）

黒林淑子,河野恵美,森光康次郎,久保田紀久枝,2005,スープ風味に及ぼす煮熟セロリ部位別の効果,一般社団法人日本家政学会研究発表要旨集,57巻

沖谷 明紘,1997,和牛肉のおいしさの原因,日本栄養・食糧学会誌, 50巻, 2号

藤井拓人,2018,苦味による巧妙な胃酸分泌調節メカニズム,ファルマシア,54巻,4号

イースト新書Q

Q066

「うまい！」の科学《かがく》

データでわかるおいしさの真実《しんじつ》

髙橋貴洋《たかはしたかひろ》

2020年7月17日　初版第1刷発行

DTP	小林寛子
イラスト	山中正大
企画・編集	黒田千穂
発行人	北畠夏影
発行所	株式会社イースト・プレス 東京都千代田区神田神保町2-4-7 久月神田ビル　〒101-0051 tel.03-5213-4700　fax.03-5213-4701 https://www.eastpress.co.jp/
ブックデザイン	福田和雄（FUKUDA DESIGN）
印刷所	中央精版印刷株式会社

ISBN978-4-7816-8066-8